Helmut Nold & Gerd Wenninger (Hrsg.)

Rückengesundheit und psychische Gesundheit

D1722112

Helmut Nold & Gerd Wenninger (Hrsg.)

Rückengesundheit und psychische Gesundheit

1. Regionaltagung der BG RCI und des Burnout-Zentrums Bödlhof

Asanger Verlag • Kröning

Umschlaggestaltung: Angelika Krikava, liveo grafikdesign, www.liveo.de

Layout: Wolfgang Wohlers, einsatz.berlin

Druck: PBtisk, s.r.o., Czech Republic

Bibliographische Informationen der Deutschen Nationalbibliothek:
Die Deutsche Nationalbibliothek verzeichnet diese Publikation in der Deutschen Nationalbiblio -
graphie; detaillierte bibliographische Daten sind im Internet über http://dnb.d-nb.de abrufbar.

© 2013 Asanger Verlag GmbH Kröning • www.asanger.de
ISBN 978-3-89334-583-0

Vorwort

In der Fachwelt ist man sich weitgehend darin einig, dass mit dem Wandel der Arbeitswelt in vielen Bereichen die *psychischen Belastungen* (Stress) zunehmen. Inzwischen zählen psychische Störungen (z.b. *Burnout*) neben *Rückenbeschwerden* zu den häufigsten Ursachen für Arbeitsunfähigkeit und Frühverrentungen. Präventiv den Erschöpfungszuständen und Rückenbelastungen entgegenzusteuern, ist deshalb für viele Unternehmen überlebensnotwendig geworden.

Mit der Präventionskampagne „Denk an mich. Dein Rücken" verfolgt die *Berufsgenossenschaft Rohstoffe und Chemische Industrie* (BG RCI) vorrangig das Ziel, die Belastungen des Rückens bei der Arbeit sowie die Ausbreitung von Rückenbeschwerden zu verringern. Das *Burnout-Zentrum Bödlhof* hat für Einzelpersonen und Unternehmen Angebote entwickelt, um sensibel zu werden für psychische Überlastungs- und Alarmzeichen und rechtzeitig persönliche und/oder arbeitsorganisatorische Maßnahmen zum Erhalt der Gesundheit zu ergreifen.

Die 1. Regionaltagung „Rückengesundheit und psychische Gesundheit" informiert über *Entstehung und Ursachen* von Erschöpfungszuständen und Rückenbeschwerden, die Möglichkeiten zur *Analyse und Diagnose* am Arbeitsplatz (z.B. IMPULS-Test), die Wirksamkeit von *präventiven Einzelmethoden* (z.B. Entspannung) und *BGMAnsätzen* (Betriebliches Gesundheitsmanagement) sowie die *therapeutischen Möglichkeiten und Grenzen* bei Burnout und Rückenproblemen.

Helmut Nold
Leiter der Präventionskampagne „Denk an mich. Dein Rücken"

Gerd Wenninger
Burnout-Präventions-Zentrum Bödlhof

Präventionskampagne 2013 – 2015: „Denk an mich. Dein Rücken"

Helmut Nold

Die Präventionskampagne „Denk an mich. Dein Rücken" setzt im Kern auf bereits vorhandene und erprobte Produkte aus den einzelnen Branchen der BG RCI sowie den Kampagnenprodukten der DGUV. Neuentwicklungen, vorwiegend im Bereich der interaktiven Medien ergänzen das Angebot.

Ziel der Kampagne ist es, die arbeitsbedingten Rückenbelastungen im Unternehmen zu erkennen und zu reduzieren, die Ursachen für Rückenbeschwerden zu beseitigen und damit die Rückengesundheit der Beschäftigten zu fördern.

Bei den Neuentwicklungen wurde besonders auf die Gestaltung von neuen und interaktiven Medien Wert gelegt. Hierbei gilt es besonders die jugendlichen Beschäftigten im Auge zu behalten und auf die neuen Entwicklungen auf dem Informationsmarkt – Stichwort: Smartphones, Tablet-PCs – zu achten. Dies wurde durch die Produktlinie „Interaktive Medien" gewährleistet. Dazu gehören die DVD „Fit für Job und Leben: Sonderausgabe Rückengesundheit" und das interaktive Lernprogramm: „Lollo, der gesunde Betrieb" als „Computer Based Training". Im Unternehmen können diese Medien durch die Belegschaft selbstständig abgerufen werden.

Der Kern des Kampagnenkonzeptes umfasst folgende sechs Punkte:
1. Info-Box (alles was man wissen muss, um die Kampagne zu starten)
2. Printmedien (alles was man an Informationsbroschüren, Postern, Checklisten braucht)
3. Interaktive Medien (DVDs, Internet, Spiele, Computer Based Training)
4. Aktionsmedien (alles was ausgeliehen werden kann, z. B. Tests, Rückenmobil, siehe Abb.)
5. Seminarangebote (alles was das Unternehmen im Kompetenz-Center „Aus- und Weiterbildung der BG RCI" besuchen kann bzw. dort speziell angeboten wird)

6. Vorträge (alles was die Akteure für einen Vortrag, eine Präsentation etc. benötigen).

Diese sechs Bausteine können während der Kampagne bei der BG RCI abgerufen und im Unternehmen eingesetzt werden. Als Ansprechpartner für die Betriebe und für die Akteure der BG RCI wurde ein Kampagnenbüro eingerichtet.

Der offizielle Startschuss für die Kampagne der BG RCI erfolgte im Rahmen des „Forum ProtecT" im Februar 2013. Bereits im Januar 2013 wurde die Kampagne auf der Messe „Domotex" vorgestellt. Die Präsenz auf Messen, bei denen unsere Mitgliedsunternehmen ausstellen, gehört bei der BG RCI zum Informationskonzept der Kampagne. Weiterhin gibt es ein breites Angebot an Unterstützung für unsere Mitgliedsunternehmen bei Aktionstagen, Gesundheitsaktionen und Informationsveranstaltungen.

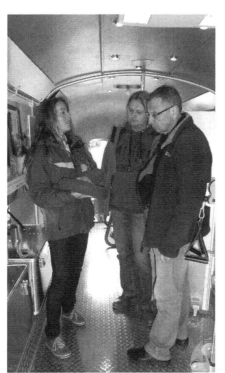

Das Rückenmobil der BG RCI

Das neue Rückenmobil der BG RCI ist in fünf thematische Bereiche eingeteilt: Ergonomie, Aufbau der Wirbelsäule, Test der Rückenmuskulatur, Bewegung und Entspannung. Das Mobil sensibilisiert, informiert und motiviert die Mitarbeiterinnen und Mitarbeiter. Es wurde speziell für kleine und mittlere Unternehmen konzipiert. Das Ziel: eine gesunde Lebensweise im beruflichen wie im privaten Umfeld.

Das Bild zeigt die Innenansicht des Mobils mit einer Betreuerin und zwei Interessenten. Es können bis zu fünf Interessenten durch das Mobil geführt werden. Viele Unternehmen nutzen das Mobil um nachhaltige Gesundheitsprogramme zu starten.

Aktionsmedien und Medien zur Kampagne: „Denk an mich. Dein Rücken"

Jasmin Faulhaber

Die Aktionsmedien

Den Mitgliedsbetrieben der BG RCI steht branchenübergreifend das Aktionsmedienportal zur Verfügung, in dem zahlreiche Exponate zum Ansehen oder Mitmachen bereitgestellt sind. Mit diesen Modulen, die alle ausgeliehen werden können, besteht die Möglichkeit, Arbeitssicherheit und Gesundheitsschutz anschaulich und modern zu präsentieren. Die Betreuung der Aktionsmedien vor Ort erfolgt grundsätzlich durch qualifiziertes Fachpersonal, das durch die BG RCI bereitgestellt wird.

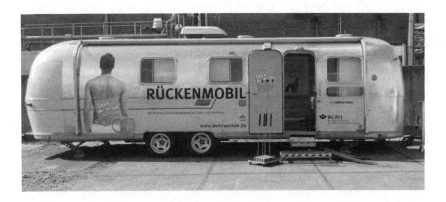

Rückenmobil

Das „Rückenmobil" informiert in kompakter Weise über verschiedene Aspekte zur Förderung der Rückengesundheit. Folgende Stationen sind darin enthalten:
- *Info:* Auszug aus einem Interview mit Prof. Dr. Grönemeyer
- *Ergonomie:* Interaktives Lernprogramm, ergonomische Hilfsmittel für Produktion und Büro, Fehlersuche im „Wimmelbild"

- *Wissen:* Aufbau und Funktion der Wirbelsäule
- *Bewegung:* Koordinations- und Stabilitätstest (MFT S3 Check), Kräftigungsübungen (Thera-Band/Zugapparat)
- *Entspannung:* Vorstellung verschiedener Entspannungstechniken, videounterstützte Atemübungen

BG RCI-Rückenparcours – 4 Module für einen gesunden Rücken

Der „BG RCI-Rückenparcours" gibt Hinweise und Anregungen, wie Rückenerkrankungen vermieden werden können. Der Parcours ist in 4 Module unterteilt:

- *Modul 1 – Haltungsempfinden (Alternative Haltungsmuster erleben)* Koordinationsvermögen: Zusammenspiel der Muskulatur, Stabilisation der Wirbelsäule und Halten des Gleichgewichts.
- *Modul 2 – Leistungsempfinden (Die eigene Leistungsfähigkeit erproben)* Krafttest: Test der Bauch- und Rückenmuskulatur, Gegenüberstellung der Kraftleistungen, Aufzeigen des Kraftverhältnisses
- *Modul 3 – Bewegungsempfinden (Das eigene Bewegungsverhalten erkennen)* Körperwahrnehmung: Einschätzen des Bewegungsablaufs, Abgleich mit der Videoanalyse, Sensibilisierung für Teilbewegungen.
- *Modul 4 – Arbeitsplatz (Verhaltensmuster in Beruf und Freizeit aufzeigen)* Ergonomie: Verhalten erkennen und richtig einschätzen, Verhältnisse wahrnehmen, ändern und stabilisieren.

Polar BodyAge-System

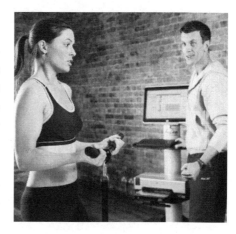

Mit dem „Polar BodyAge-System" erfahren Sie auf Grundlage ausgewählter Fitnesstests, wie alt Ihr Körper wirklich ist. Eine umfangreiche Auswertung der Ergebnisse erklärt dem Probanden sein biologisches Alter, zeigt welches Alter durch ein richtiges Fitnessprogramm zu realisieren ist und gibt gezielte

Trainingsempfehlungen zu dessen Optimierung. Ziele des Tests:

- Ermittlung des BodyAge
- Information zum Thema Bewegung, vor allem zu den Bereichen
  - herzfrequenzorientiertes Ausdauertraining und
  - Kraft- und Beweglichkeitstraining
- Individuelle Trainingsplanung für den Ausdauerbereich
- Information über gesunde Ernährung
- nachhaltige Motivation der Belegschaft zu dauerhaft mehr Bewegung.

Pedalo Koordinations-Parcours

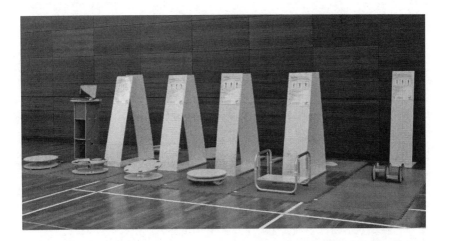

„Fitness im Vorbeigehen" ist das Motto der Koordinations-Parcours. Mit den 5 Stationen werden vor allem die tiefer liegenden Haltemuskeln trainiert, die für die Haltungs- und Bewegungskontrolle unverzichtbar sind. Ziele des Parcours:

- Im Rahmen eines Programms zur Betrieblichen Gesundheitsförderung bieten die einzelnen Stationen ein Bewegungsangebot mit einem geringen Zeitaufwand. Es dient als Ausgleich zum Sitzen oder bei körperlich anstrengenden Tätigkeiten (z. B. schweres Heben und Tragen, Zwangshaltungen).
- Das Training mit dem Koordinations-Parcours verbessert die Informationsaufnahme und -Verarbeitung, das Gleichgewicht, die Reaktionsfähigkeit, Konzentration und Aufmerksamkeit.

Langfristig führt es zur Steigerung der Leistungsfähigkeit, Stabilisierung des gesamten Haltungsapparates, Verbesserung der Körperwahrnehmung und des Körperbewusstseins.

Die Printmedien

Im Rahmen der Rückenkampagne „Denk an mich. Dein Rücken" wurde eine Vielzahl von Broschüren, Informationsmaterialien, Checklisten und Poster erstellt. Im Medienshop der BG RCI wurde ein spezieller „Rückenshop" eingerichtet, in dem sich alle Medien, die sich mit dem Thema Rücken befassen schnell und übersichtlich finden lassen.

Die interaktiven Medien

DVD „Fit für Job und Leben" – Rückengesundheit

Unser DVD-Gesundheitsmagazin präsentiert eine interessante Mischung aus Informationen und Tipps rund um das Thema Gesundheit. Inhalte der aktuellen Ausgabe sind u.a. ein Experteninterview mit Prof. Dietrich Grönemeyer, Tipps für Vielsitzer von Professor Grönemeyer, Übungen, Vorstellung der Aktionsmedien zur Kampagne, Praxisbeispiele aus Mitgliedbetrieben, FitQuiz.

App für Smartphones

Die BG RCI-Rückenapp informiert über ergonomische Gefährdungs- und Belastungsfaktoren aus dem beruflichen Alltag, die wesentlichen Einfluss auf Muskel- und Skeletterkrankungen haben können. Darüber hinaus liefert sie Tipps zu individuellen Schutzmaßnahmen und vermittelt Inhalte und Ziele der aktuellen Präventionskampagne.

Nützliche Messfunktionen für Schallpegel und Vibration, die bei einer ersten Einschätzung zur Belastungssituation am Arbeitsplatz genutzt werden können, erweitern die Einsatzmöglichkeiten der App.

Die Smartphone-Rückenapp gibt es kostenlos im Apple AppStore und im Google PlayStore unter dem Stichwort BG RCI.

Bewegungsspiel

Das Bewegungsspiel ist eine Ergänzung zu einer Bewegungsaktion im Betrieb. Ziel ist es, die Mitarbeiter zu mehr Bewegung im Alltag zu motivieren und am Tag ca 10.000 Schritte zu gehen.

Die Mitarbeiter geben in einem festgelegten Zeitraum die mit Hilfe eines Schrittzählers erlaufenen Schritte in die Software ein und können sowohl im Team ein gemeinsames Ziel erlaufen, als auch sich mit anderen Kolleginnen und Kollegen messen.

Das Bewegungsspiel hat spielerischen Charakter, liefert aber auch wichtige Hintergrundinformationen zum Thema Bewegung und Ernährung.

Computer Based Training „Lollos gesunder Betrieb"

Diese interaktive Lernplattform ist modular aufgebaut und richtet sich an die einzelnen Zielgruppen in Unternehmen: Mitarbeiter, Sicherheitsfachkräfte und Sicherheitsbeauftragte, Betriebsarzt und Unternehmer. Zielgruppenorientiert werden Schwerpunktthemen wie Heben und Tragen von Lasten oder Bildschirmarbeitsplatz aufbereitet.

Die Lernplattform übermittelt mit Hilfe von animierten 3D Infosequenzen Lerninhalte und informiert und schafft darüber hinaus Bewusstsein für gesundheitliche Risiken am Arbeitsplatz.

Neben den Kurzvideos kann man auch nützliche Dokumente downloaden oder sich mit Hilfe von „Best Practice Beispielen" Input für den eigenen Betrieb geben lassen.

Das Programm eignet sich für den Einsatz an Informations- und Gesundheitstagen ebenso wie in Seminaren oder zur individuellen Weiterbildung.

Stand der Rückenschmerzprävention in den Mitgliedsbetrieben der BG RCI vor Start der Kampagne „Denk an mich. Dein Rücken"

Lotte Schwärzel

In Deutschland zählen Rückenbeschwerden zu den Volkskrankheiten und gehen vor allem mit persönlichem Leid der Betroffenen aber auch mit negativen Folgen für Betriebe und die Volkswirtschaft einher (Stadler, 2009). Als vorherrschende Subgruppe der Muskel- und Skeletterkrankungen gelten Rückenschmerzen als eine der häufigsten Ursachen für Arbeitsunfähigkeit und verursachen jährlich hohe Fehlzeiten- sowie Produktionsausfallkosten. Darüber hinaus nehmen Rückenbeschwerden nach den psychischen Störungen den zweiten Rangplatz bei den krankheitsbedingten Frühberentungen ein (BMAS, 2013). Der Bedarf an präventiven Maßnahmen ist daher groß und absolut notwendig. Dabei muss jedoch berücksichtigt werden, dass Rückenschmerzen ein multidimensionaler Prozess zugrundeliegt, bei dem nicht nur körperlich schwere oder einseitige Arbeit, sondern auch psychische Arbeitsbelastungen eine große Rolle spielen. Denn bei der Entstehung sowie Aufrechterhaltung und Chronifizierung von Rückenschmerzen wird von einem komplexen Zusammenspiel aus körperlichen, psychischen und sozialen Faktoren ausgegangen (Lühmann & Schmidt, 2007, Zimolong, Elke & Bierhoff, 2008).

Die BG RCI verfolgt mit der Präventionskampagne „Denk an mich. Dein Rücken" das Ziel, die Belastungen des Rückens bei der Arbeit sowie die Prävalenz von Rückenschmerzen zu verringern. Mitgliedsbetriebe der BG RCI sollen in den kommenden drei Jahren zum Thema „Prävention von Rückenschmerzen" beraten und informiert werden. Um diese Beratung optimal zu gestalten, ist es zunächst wichtig, sich ein Bild über den bisherigen Stand des betrieblichen Gesundheitsmanagements in den Mitgliedsbetrieben zu verschaffen. Darüber hinaus gilt es in Erfahrung zu bringen, inwiefern Maßnahmen zur Prävention von Rückenschmerzen bereits angeboten werden und ob ein Bewusstsein über den Zusammenhang von psychischen Arbeitsbelastungen und Rückenschmerzen in den Mitgliedsbetrieben besteht.

Methode

Zum Start der Kampagne wurden deshalb Experteninterviews in einem Schulungszentrum der BG RCI in Kooperation mit dem Psychologischen Institut der Technischen Universität Darmstadt durchgeführt. Hierfür wurden 12 Akteure des betrieblichen Gesundheitsmanagements (BGM) aus verschiedenen Mitgliedsbetrieben der BG RCI zu den Themen betriebliche Gesundheitsförderung, Prävention von Rückenschmerzen im Betrieb sowie die Berücksichtigung von psychischen Arbeitsbelastungen bei Rückenschmerzen in ca. 10-minütigen Interviews befragt. Die Interviewergebnisse wurden einer qualitativen Inhaltsanalyse unterzogen.

Ergebnisse

Gesundheitsmanagement

Das Verständnis der befragten Suchtbeauftragten von betrieblicher Gesundheitsförderung war sehr unterschiedlich und reichte vom klassischen Arbeitsschutz, mit der Gefährdungsbeurteilung und Maßnahmen zur ergonomischen Arbeitsplatzgestaltung, bis hin zu einer umfassenden und ganzheitlichen Erhaltung sowie Förderung der Mitarbeitergesundheit. Die am häufigsten genannte Antwortkategorie war die der Gesunderhaltung und Vorsorge. Dies deckt sich mit der zentralen Frage der Gesundheitsförderung: Was erhält und fördert die Gesundheit? (Voelker, 2011).

Auszüge der Interviews zum Verständnis von Gesundheitsförderung:
- *„Betriebliche Gesundheitsförderung bedeutet für uns, dass wir den Mitarbeiter als Ganzes sehen."*
- *„Jeden Tag gesund nach Hause kommen und irgendwann gesund in Rente gehen."*

Es hat sich gezeigt, dass die Mitgliedsbetriebe bereits ein betriebliches Gesundheitsmanagement (BGM) implementiert haben, was 10 der 12 Befragten angaben. Jedoch werden präventive Maßnahmen in der Regel nicht in ihrer Wirksamkeit überprüft. Dies widerspricht der Definition von BGM, welche voraussetzt, dass gesundheitsförderliche Strukturen und Prozesse systematisch und nachhaltig gestaltet werden. Darüber hinaus geht es in einem organisierten BGM um das kontinuierliche Betreiben von Diagnostik, Planung, Interventionssteuerung sowie Evaluation (Bertelsmann Stiftung & Hans Böckler Stiftung, 2004). Bezüglich der Interventionssteuerung und Evaluation scheint es in den befragten Betrieben noch Handlungsbedarf zu geben.

Rückengesundheit

In allen befragten Mitgliedsbetrieben wird dem Thema Rückengesundheit im Arbeitskontext Aufmerksamkeit geschenkt. Viele der Unternehmen bieten präventive Maßnahmen zur Rückengesundheit, wie z. B. Rückenschulen an. Nach Auskunft der Befragten handele es sich hierbei aber eher um einzelne ad hoc Maßnahmen, die wenig nachhaltig organisiert seien.

Auszüge der Interviews zum Verständnis von Gesundheitsförderung:
- *„Dem Problem Rückenschmerzen wird erst dann Aufmerksamkeit geschenkt, wenn das Kind in den Brunnen gefallen ist. Erst wenn Rückkehrgespräche geführt werden. Präventiv wird nichts gemacht."*
- *„Wir haben z.B. ein EDV Programm, welches an allen Bildschirmarbeitsplätzen installiert ist und die Mitarbeiter erinnert 5 Minuten Rückengymnastik zu betreiben."*
- *„Die Firma hatte mal eine Trainerin engagiert, die mittags Gymnastikübungen angeleitet hat. Die sollte man dann alleine weiterführen. Das Ganze ist dann im Sande verlaufen. Die Frau ist jetzt wieder da, ich weiß nicht wie es dann wird. Und dann gibt es noch die Betriebssportgruppen. Das ist aber kein spezielles Rückentraining. Da gibt es eine Fußball-, eine Prellball- und eine Tischtennisgruppe."*

Auch die Wirksamkeit der Maßnahmen wird nur in Einzelfällen überprüft.

Auszüge der Interviews zur Frage nach Evaluation der Maßnahmen:

- „Bei Mitarbeitern, bei denen etwas aufgefallen ist, wird mal nachgefragt ob es besser geworden ist."
- „Nein, die Wirksamkeit wird nicht überprüft, es findet nur die betriebsärztliche Untersuchung regelmäßig statt."

Rückenbeschwerden und psychische Arbeitsbelastungen
Die Hälfte der Befragten war sich über den Zusammenhang von Rückenschmerzen und psychischen Arbeitsbelastungen nicht bewusst. Auch in den bereits angebotenen Maßnahmen zur Stärkung und Erhaltung der Rückengesundheit in den Betrieben findet dieser Zusammenhang kaum Beachtung.

Auszüge der Interviews zum Zusammenhang von psychischen Arbeitsbelastungen und Rückenschmerzen:

- „Nein ich habe noch nicht gehört, dass es einen Zusammenhang zwischen Rückenschmerzen und psychischer Belastung gibt."
- „Ich denke Burn-Out ist ein Thema, das sich durch die ganze Industrie zieht. Wir haben selber Fälle. Und wenn ich mit den Leuten spreche dann ist auch ein Punkt, dass Rückenschmerzen auftreten. Insofern glaube ich schon, dass das zusammenhängt. Die Last ist zu schwer zum Tragen. Denn man sagt ja auch der Rücken ist das Seelenbild des Menschen. In gefährlichen Situationen fährt es einem manchmal so richtig in den Rücken."
- „Nein, es gibt noch keine Maßnahmen zum Thema Rücken und Psyche. Ist aber geplant. Ideen werden diskutiert und dann entschieden, ob sie umgesetzt werden können."

Diskussion

In der Regel wird die betriebliche Gesundheitsförderung von einzelnen Akteuren bzw. einem „Kreis der Wohlgesinnten", darunter Betriebsärzte, Sicherheitsfachkräfte, Betriebsräte, Suchtbeauftragte und andere Mitarbeiter, denen das Thema Gesundheit am Herzen liegt, betrieben (Keil & Vogt, 2012). Geht es im gesetzlichen Arbeitsschutz primär um das „Vermeiden bzw. Beseitigen gesundheitsgefährdender Arbeitsbedingungen und

Belastungen" so hat die betriebliche Gesundheitsförderung das „Schaffen bzw. Erhalten gesundheitsförderlicher Arbeitsbedingungen und Kompetenzen" (Ulich & Wülser, 2005, S. 27) zum Ziel. Diese beiden Ziele sollten in einem strategischen betrieblichen Gesundheitsmanagement vereint, in der Unternehmenskultur verankert und durch das Management maßgeblich unterstützt sowie vorangetrieben werden. Wie sich in den Interviews gezeigt hat, sind bisherige Maßnahmen zum Thema Prävention von Rückenschmerzen nicht nachhaltig in das betriebliche Gesundheitsmanagement integriert, sondern bestehen aus einzelnen, kaum in ihrer Wirksamkeit überprüften ad hoc Maßnahmen. In der Arbeitsplatzgestaltung und Prävention von Rückenschmerzen werden die psychischen Arbeitsbelastungen als Gestaltungsparameter kaum berücksichtigt.

Die Kampagne „Denk an mich. Dein Rücken" bietet Unternehmen die Chance sich in der Prävention von Rückenschmerzen neu aufzustellen. Als erster Schritt muss eine Sensibilisierung bezüglich des multidimensionalen Entstehungsprozesses von Rückenschmerzen in den Betrieben stattfinden. Unter Berücksichtigung physischer, psychischer und sozialer Risikofaktoren sollten langfristig angelegte Maßnahmen der Verhaltens- und Verhältnisprävention kombiniert werden. Diese Maßnahmen gilt es betriebsspezifisch zu entwickeln, kontinuierlich zu betreiben und eine regelmäßige Teilnahme der Beschäftigten zu ermöglichen. Als weiterer wichtiger Schritt wird die Integration der Maßnahmen in ein ganzheitlich ausgerichtetes BGM empfohlen, um eine kontinuierliche Evaluation und Anpassung der Maßnahmen an die Bedürfnisse der Beschäftigten sowie des Betriebes sicherzustellen.

Literatur

Bertelsmann Stiftung, Hans-Böckler-Stiftung (Hrsg.) (2004). *Zukunftsfähige betriebliche Gesundheitspolitik.* Verlag Bertelsmann Stiftung: Gütersloh, S. 113.

Bundesministerium für Arbeit und Soziales (BMAS) (Hrsg.). (2013). *Sicherheit und Gesundheit bei der Arbeit 2011 – Unfallverhütungsbericht Arbeit.* Berlin: BMAS.

Keil, U. & Vogt, J.(2012). Balanced Scorecard Gesundheit. In G. Athanassiou, S. Schreiber, Costa & O.Sträter, (Hrsg.) Psychologie der Arbeitssicherheit und Gesundheit. Sichere und gute Arbeit erfolgreich gestalten – Forschung und Umsetzung in die Praxis. 17. Workshop 2012. Kröning: Asanger.

Lühmann, D. & Schmidt, C. (2007). *Prävention von Rückenschmerzen, Experten-Panel „Rückenschmerz".* Gütersloh: Bertelsmann Stiftung.

Stadler, P. & Spieß, E.(2009). Arbeit-Psyche-Rückenschmerzen, Einflussfaktoren und Präventionsmöglichkeiten. *ArbeitsmedSozialmed.Umweltmed,* 44 (2), 68-76.

Ulich, E. & Wülser, M. (2005). Instrumente des betrieblichen Gesundheitsmanagements. In E. Ulich & M. Wülser (Hrsg.), *Gesundheitsmanagement in Unternehmen Arbeitspsychologische Perspektiven* (S. 125–233). Wiesbaden: Gabler.

Voelker, C. (2011). Prävention von Rückenbeschwerden in der stationären Krankenpflege. Evaluation eines Beratungsangebots. Unveröffentlichte Dissertation, Freie Universität Berlin. Zugriff am 25.02.2013 http://www.bgw-online.de/internet/generator/Inhalt/OnlineInhalt/Statische_20Seiten/Navigation_20links/Kunden zentrum/Gesundheitsmanagement/Rueckenberatung/Dissertation-Voelker, property=download.pdf

Zimolong, B. ; Elke, G. & Bierhoff, H.(2008). *Den Rücken stärken – Grundlagen und Programme der betrieblichen Gesundheitsförderung.* Göttingen: Hogrefe.

Beratung zur Einführung eines Gesundheitsmanagements in einem Mitgliedsunternehmen der BG RCI

Cornelia Dittmar

1. Einführung

Beheimatet im ländlich bayrischen Raum, ist das Unternehmen spezialisiert auf die Entwicklung und Herstellung von Komponenten und Systemen für die PKW-Innenausstattung sowie von Fahrer- und Passagiersitzen für Offroad-Nutzfahrzeuge, LKW, Busse und Bahnen. Die Produkte werben mit dem ergonomischen Komfort. Die Arbeitsplätze sollen diesen Anforderungen nach Ergonomie, Sicherheit und Komfort ebenfalls genügen. Durch die demografische Entwicklung der Belegschaft, sollte das Thema „ergonomische Gestaltung der Produktionsarbeitsplätze" in den Fokus gerückt werden. Der Kontakt mit der BG wurde durch den Werkarzt hergestellt. Ein erstes Projekt führte eine Bestandsaufnahme der ergonomischen Situation in einem ausgewählten Betriebsteil durch. Von BG-Seite begleitete das „Kompetenz Center Gesundheitsschutz" dieses Projekt. Mit Cornelia Dittmar, Sportbiologin und Andreas Mederer, Physiotherapeut wurden zwei Externe Experten von der BG RCI zu diesem Projekt hinzugezogen.

2. Projektablaufplan

Im Mai fand das erste Treffen mit Dr. Nold, Leiter des Kompetenzcenter der BG RCI statt. Bei diesem Treffen vereinbarte man den Start eines systematischen Vorgehens, mit dem Ziel eines „Betrieblichen Gesundheitsmanagements". Bei einem zweiten Treffen im Juni, an dem der Werks- und die entsprechenden Produktionsleiter, sowie die Personalleiterin, der Betriebsrat, die Fachkraft für Arbeitssicherheit und der Werksarzt teilnahmen, entschied sich der Arbeitskreis für folgendes Vorgehen: Zunächst sollten zwei ausgewählte Arbeitsplätze ergonomisch durch die BG RCI begutachtet werden. Die Auswahl dieser Arbeitsplätze wurde von dem Unternehmen vorgenommen, da aus ihrer Sicht hier die Beschäftigten besonderen Belastungen ausgesetzt sind. Die Analyse der Arbeitsplätze erfolgte nach technischen und organisatorischen Kriterien sowie personenbezogenem Verhalten. Sollten sich Verbesserungsvorschläge im technischen und organisatorischen Bereich ergeben, werden diese vorgestellt und sollen zügig umgesetzt werden. Besteht Handlungsbedarf im personenbezogenen Verhalten, werden die Mitarbeitenden über das gewünschte Verhalten informiert und entsprechend trainiert. In einem Führungskräftetraining werden anatomische und physiologische Kenntnisse vermittelt und „optimale" Bewegungsabläufe bei verschiedenen Tätigkeiten in der Produktion trainiert. Die Führungsaufgabe besteht darin, richtiges Bewegen, Tragen und Heben am Arbeitsplatz einzufordern und zu überwachen.

3. Ergebnisse

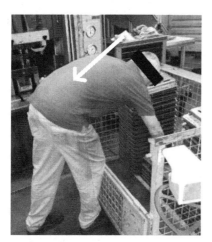

Abb. 1: Arbeitsplatz Presse

Arbeitsplatz Pressen

Belastungsermittlung durch die Leitmerkmalmethode:
Bestimmung der Zeitwichtung:
 1000 Wdh. (10)
Bestimmung der Lastwichtung:
 4–5 Kg (1)
Körperhaltung:
 dauerhafte Beugung und Rotation (4)
Ausführungsbedingungen:
 gute ergonomische Bedingungen (0)

Aus den oben genannten Daten errechnet sich ein Punktwert von 50, d. h. an diesem Arbeitsplatz besteht Handlungsbedarf. Auf die untere LWS wirken pro Schicht ca. 60 Tonnen aus dieser Bewegung zusätzlich.

Durch die dauerhafte Beugung und Rotation wird die Wirbelsäule bei diesem Arbeitsvorgang stark beansprucht. Die Illiosacralgelenke und die Facettengelenke werden stark strapaziert. Insbesondere können Verschleißerscheinungen bei schlecht trainiertem Muskel-, Bindegewebs- und Fasziensystem im Bereich der Lendenwirbelsäule (L5 und S1) und der Halswirbelsäule (C4 bis C 7) auftreten. Die Ernährungssituation der Bandscheibe verschlechtert sich durch die dauerhafte Beugung. Verschleißerscheinungen können zu einer Bandscheibenvorwölbung, oder auch zu einem Bandscheibenvorfall führen. Zu beobachten ist bei vielen Mitarbeitern, dass die Muskulatur und die Faszien in einem schlechten Trainingszustand sind (sternosymphysiale Belastungshaltung, Abflachung der Wirbelsäule und des Gluteus maximus, Brustbein und Schambein nähern sich an, siehe Abbildung 1), der zu Arthrose führen kann.

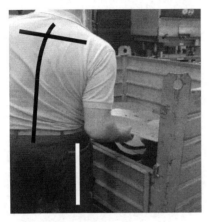

Abb. 2: Sternosymphysiale
Belastungshaltung

Technische Empfehlung:
Höhenverstellbare Gitterboxen

Organisatorische Empfehlung
Rechts-Links-Wechsel zur Reduzierung
einseitiger Rotationen

Trainingsempfehlung:
Krafttraining des Muskel- und
Bindegewebssystem (u.a. Schulterblattfixatoren, Rückenstrecker), Dehnung
der Bauchmuskulatur und der Hüftbeuger (oberflächige Frontalkette),
Gesäßmuskulatur und Oberschenkelrückseite (rückwärtige Kette)

Arbeitsplatz Roboter

**Belastungsermittlung durch die
Leitmerkmalmethode:**
Bestimmung der Zeitwichtung:
300 Wdh. (6)
Bestimmung der Lastwichtung:
3–4 Kg (1)
Körperhaltung:
dauerhafte Beugung und Rotation (4)
Ausführungsbedingungen:
gute ergonomische Bedingungen (0)

Aus den oben genannten Daten errechnet
sich ein Punktwert von 30, d.h. an diesem
Arbeitsplatz besteht Handlungsbedarf. Auf
die untere LWS wirken somit ca. 15 Tonnen
pro Schicht.

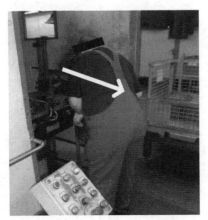

Abb. 3: Roboter

Die Auswirkungen auf das Muskel-Skelett-System sind ähnlich wie die beim Arbeitsplatz Presse. Die Belastung und damit auch die Beanspruchung sind jedoch geringer, da die Mitarbeiter weniger Wiederholungen durchführen. Zwischen den einzelnen Arbeitsschritten hat der Mitarbeiter Mini - pausen, die zu Ausgleichsübungen genutzt werden sollten.

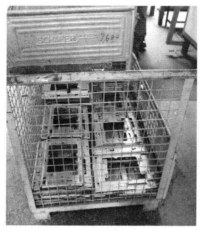

Technische Empfehlung:
Höhenverstellbare Gitterboxen

Organisatorische Empfehlung
Rechts-Links-Wechsel zur Reduzierung einseitiger Rotationen

Trainingsempfehlung:
Krafttraining des Muskel- und Bindegewebssystem (u.a. Schulterblattfixatoren, Rückenstrecker) zu jeder vollen StundeDehnung der Bauch - muskulatur und der Hüftbeuger (oberflächige Frontalkette), Gesäßmusku - latur und Oberschenkelrückseite (rückwärtige Kette) (Kosten: 10 mal eine Minute, während der Rüstzeiten: 0 €)

Abb. 4: Gitterbox fast entlleert

4. Zusammenfassung und Ausblick

Sowohl am Arbeitsplatz Pressen als auch am Arbeitsplatz Roboter sind Ge - staltungsmaßnahmen möglich. Aber auch das Verhalten des Beschäftigten an diesen Arbeitsplätzen kann durch entsprechendes Training gesundheitsförderlich beeinflusst werden. Die Verhaltensänderung der Beschäftigten an ihrem Arbeitsplatz wird als die größte Herausforderung des Projektes angesehen. Hier sind die Führungskräfte gefragt, die Verhaltensprävention am Arbeitsplatz einfordern müssen. Vom zeitlichen Ablauf wird die Ergo - nomie-Schulung der Beschäftigten zum Thema „Wissen und Verhalten" ca. 2,5 Stunden dauern. Das Ergonomie-Training zum Thema „Verhalten" umfasst 1,5 bis 2 Stunden. Im Anschluss findet noch eine ca. 20-minütige Praxisschulung für jeden einzelnen Beschäftigten am Arbeitsplatz statt.Dies sind die ersten Maßnahmen im Sinne einer Anschubberatung durch die BG RCI. Das „Betriebliche Gesundheitsmanagement" des Unternehmens kann jedoch nur durch die betrieblichen Akteure im Unternehmen selbst getragen werden. Hierzu sind weitere Aktionen des Unternehmens nötig und geplant.

Der Krug geht solange zum Brunnen bis er bricht – ein Krankheitsentstehungsmodell?

Gerhard Wolfrum

Der Körper ist der Hüter unserer Wahrheit, weil er die Erfahrung unseres ganzen Lebens in sich trägt und dafür sorgt, daß wir mit der Wahrheit unseres Organismus leben können. Er zwingt uns mit Hilfe der Symptome, diese Wahrheit auch kognitiv zuzulassen.

Alice Miller, 2004

Zusammenfassung

Die Zahl körperlich leidender Menschen hat in den letzten Jahren kontinuierlich zugenommen, dabei geraten psychische Probleme deutlich mehr ins Blickfeld. Rücken- und Schmerzprobleme nehmen dabei eine prominente Stellung ein. Jenseits einer rein symptomorientierten Betrachtung läßt sich ätiologisch hinter der somatischen Problematik oft eine Vielzahl unverarbeiteter psychischer Belastungserfahrungen entdecken. Dahinter steckt oft eine „Abspaltung" beider Bereiche, resultierend aus einer zunehmenden Selbstentfremdung und einem „Selbstverlust" der Betroffenen. Die verloren gegangene Selbstregulation können weder die alleinige somatische Behandlung noch die alleinige psychotherapeutische Unterstützung noch reine Trainings-Angebote wieder herstellen. Vielmehr muß diesen Menschen mit einem ganzheitlichen Verständnis und manchmal auch multimodalen Behandlungsansätzen geholfen werden, Verarbeitungs-Blockaden aufzulösen, „beide Welten" wieder zusammenzuführen und wieder Bezug zu sich selbst herzustellen.

   Hinderlich hierbei sind das in der Medizin noch immer vorherrschende linear-kausale Denken in den Maschinen-Kategorien der vergangenen Jahrhunderte und die zunehmende Spezialisierung der Fachdisziplinen, welche zu unzureichender Berücksichtigung der angrenzenden Bereiche führt: Ein systemisches Denken in ganzheitlichen Netzwerk- und Wechselwirkungs-Kategorien sowie die Erkenntnisse, dass lebende Systeme sich selbst organisierende, auto-poietische Systeme (Maturana, Varela 1982, 1987) sind und über Selbstheilungskräfte verfügen, scheinen gegenwärtig verloren gegangen oder noch zu wenig bekannt zu sein. Sowohl Hirn- und Embodiment-Forschung als auch die relativ junge Myoreflextherapie haben hier neue Möglichkeiten von Verständnis und Behandlung eröffnet. Angesichts der Erkenntnisse zu Selbstregulations-Fähigkeiten stellt sich die Frage nach der Veränderbarkeit des Menschen und der Rolle von Selbstwirksamkeit. Nicht zuletzt blockieren und schädigen traumatische Erfahrungen nicht nur Selbstwirksamkeit und Selbstregulation, sondern hinterlassen auch in den impliziten Systemen und im Körpergedächtnis („frozen states") bleibende Spuren, die nur mit traumaspezifischen psychotherapeutischen Maßnahmen aufgelöst werden können.

Eigentlich sollte man meinen, dass das Thema der Rückengesundheit einen Psychologischen Psychotherapeuten nichts angeht und er dieses Feld eher den Ärzten, vor allem den Orthopäden überlassen sollte. Im Laufe meiner beruflichen Tätigkeit als Psychologischer Psychotherapeut bin ich jedoch immer wieder Menschen begegnet, die nicht nur über Rückenprobleme und chronische Schmerzsyndrome klagten, sondern im Verlaufe erfolgloser somatischer Behandlungsversuche auch erkennen ließen, dass sich hinter ihrer körperlichen Problematik auch psychische Probleme verbergen könnten. Parallel laufende Behandlungen auf körperlicher wie psychischer Ebene alleine führten oft nicht wirklich zum Erfolg.

Meine Aufmerksamkeit auf dieses Phänomen fokussierte sich hierauf besonders, seit ich mich seit über einem Jahrzehnt auf die Behandlung von Menschen mit *Stress- und Traumafolgestörungen* spezialisiert habe – als ursprünglich psychoanalytisch ausgebildeter Psychotherapeut habe ich diesen Phänomenen sträflicherweise früher weniger Aufmerksamkeit geschenkt. Begegnet sind mir diese Menschen sowohl in meiner Privatpraxis als auch in psychiatrischen und psychosomatischen Kliniken und zuletzt auf einer von mir aufgebauten und geleiteten Traumastation der Berufsgenossenschaften. Hier werden Menschen aufgenommen, die im Rahmen ihrer beruflichen Tätigkeit Opfer traumatischer Ereignisse wurden, z.B. Verkehrsunfallopfer, Opfer von Spielhallen- oder Banküberfällen oder Personenschäden im Straßen- und Bahnverkehr.

Ich berichte hier nichts Neues, wenn ich darauf hinweise, dass unser *Skelettsystem* und vor allem unser Rücken eine conditio sine qua non unserer aufrechten Haltung, unserer Fortbewegung und zusammen mit dem Muskelsystem ganz grundsätzlich unserer *Handlungsfähigkeit* sind. Schon der Volksmund weiß um diese Bedeutung wenn er bildhaft viele Redensarten bereit hält, wie z. b. „viele Jahre auf dem Buckel haben", „jemandem in den Rücken fallen", „den Rücken krumm machen (für jemanden)", „jemandem den Rücken freihalten, und „Rückendeckung geben" oder „den Rücken stärken", „mit dem Rücken zur Wand stehen", „etwas auf dem Rücken anderer austragen", „einen breiten Rücken haben", „etwas hinter dem Rücken von jemandem tun", „jemandem oder etwas den Rücken kehren", „Rückgrat haben" oder „rückgratlos sein", „es läuft einem kalt den Rücken runter", „jemandem das Rückgrat brechen" oder „jemand kann mir mal den Buckel runter rutschen" oder wenn jemandem z. B. ein „Witwenbuckel" zugesprochen wird.

Man könnte diese Sammlung beliebig fortsetzen und vermutlich gibt es in diesem Bereich mehr Volksweisheiten als zu anderen Körperorganen oder Systemen. Laut SPIEGEL (40/2011) ist vor allem der Rückenschmerz das Volksleiden Nummer eins – früher oder später erwische es vier von fünf Bewohnern der Industriestaaten – Prominente genauso wie die Normalbevölkerung.

Ein paar epidemiologische Daten mögen dies erhellen:

- Zwischen 1982 und 1998 stieg die Anzahl der Arbeitsunfähigkeitstage wegen Krankheiten der Wirbelsäule und des Rückens von 11 auf 18 % (Neuhauser H, Ellert U, Ziese T 2005).

- 7 % der 20–29jährigen leiden an starken Kreuz- oder Rückenschmerzen, mit dem Alter nimmt die Häufigkeit deutlich zu (Diemer W, Buchert H 2002).

- Rückenschmerzen kosten in Deutschland jedes Jahr rund 50 Milliarden Euro – inkl. der Fehltage am Arbeitsplatz und sind neben Schnupfen der zweithäufigste Grund zum Arzt zu gehen (Bartolomäus U 2012, Mosetter, 2012).

- Die Zahl der chirurgischen Eingriffe an der Wirbelsäule nehmen jedes Jahr zu – mittlerweile kommen pro Jahr mehr als 160 000 Rücken unters Messer (Spiegel 40/2011).

- „Immer mehr Arbeitnehmer brauchen Reha-Therapie – 1,1 Millionen Beschäftigte müssen in Behandlung, um wieder fit fürs Berufsleben zu werden" – 25 Prozent mehr als 2005 (Südt. Zeitung v. 23.07.2013).

Derzeit bekommt jeder Dritte, der medizinische Reha-Leistungen erhält, wegen gesundheitlicher Beschwerden an Skelett, Muskeln oder Bindegewebe die Rehabilitation genehmigt (DRV). Der Anteil dieser Erkrankungen ist zwar leicht rückläufig, aber psychische Störungen werden stärker als früher diagnostiziert.

• Bei Männern war Reha-Behandlung in 18 % aller Fälle wegen psychischer Krankheiten nötig (2005: 15,6 %) – ähnliche Zahlen liegen für Frauen vor.

• Die Zahl der Reha-Anträge ist in den vergangenen sieben Jahren bis 2012 um 461 000 auf den Rekordwert von 2,1 Millionen gestiegen.

Meine langjährige psychotherapeutische Erfahrung hat mir gezeigt, dass bei vielen Rücken- und Schmerzpatienten der Volksmund Recht behalten hat, weil der Betreffende einfach „zuviel auf dem Buckel" hatte und sich dann das Sprichwort: „Der Krug geht solange zum Brunnen, bis er bricht" bewahrheitete. Anders als die im letzten Jahrhundert zeitweise propagierte Einstellung des sog. „elastic-mind-movement" (Hemminger 1982, Ernst & v. Luckner 1985) scheinen weder der menschliche Körper noch die Seele unbegrenzt belastbar zu sein – vermutlich gibt es so etwas wie eine *„Sollbruchstelle"*, eine Grenze, jenseits derer sich die Systeme nicht mehr selbst regulieren und ins Gleichgewicht bringen können.

Als ausgesprochen symptomverstärkend hat sich in meiner psychotherapeutischen Tätigkeit immer wieder die *Selbstablehnung* der Patienten gezeigt, bis hin zu Haßgefühlen oder zumindest einer ablehnenden Einstellung dem Symptom, dem Problem oder Schmerz gegenüber: Die meisten Patienten kommen mit „Wegmach"-Bedürfnissen und Aufträgen zum Therapeuten, um das Symptom endlich „loszuwerden". Dabei hat – wie man mittlerweile weiß – die eigene *Einstellung* und *Bewertung* gegenüber dem Symptom einen wesentlichen Einfluß. Die Mehrzahl der Menschen – vor allem Männer – gehen mit den Rückmeldesystemen ihres Autos (wie Kühlwassertemperatur oder Öldruck) sehr viel sorgfältiger um als mit den Signalen des eigenen Körpers. Dies hat vermutlich nicht nur mit dem in der Medizin immer noch vorherrschenden *linear-kausalen Denken* in den Maschinen-Kategorien der letzten Jahrhunderte zu tun und dem männlichen Erziehungsideal „ein Indianer kennt keinen Schmerz", sondern auch mit dem fehlenden Wissen über Wechselwirkungen von Organsystemen:

Die Erkenntnisse der Embodiment-Forschung und zur *Synergetik neuronaler Netzwerke* sind noch wenig bekannt. vielleicht spielt auch eine in unserer Kultur immer noch weit verbreitete *Leib-Feindlichkeit* eine Rolle, die auch in vielen Therapieschulen noch zu finden ist.

Sehr häufig habe ich auch festgestellt, dass eine überwiegende *Symptom-Orientierung* den Blick auf *Pathogenese* und erst Recht auf die *Ätiologie* des Problems verstellt. Nicht nur die lange und unglückliche Cartesianische Trennung von Leib und Seele, die zu schier endlosen und unfruchtbaren Diskussionen über das sog. „Leib-Seele-Problem" führte und durch die Erkenntnisse der Neurobiologie inzwischen überwunden sein dürfte, sondern auch die oft ausschließliche Konzentration auf die Symptomebene kann körperlicher Problem-Entwicklung nicht gerecht werden. Im psychischen Bereich lassen sich entsprechend der von Fischer (2009, 4. Aufl.) konzipierten *„Nosologischen Pyramide"* beispielsweise für eine depressive Symptomatik mindestens vier verschiedene Ätiologien finden: Sie kann Folge einer *Übersozialisation* mit einem „zuviel" an Erziehung und Einengung sein, sie kann Folge einer Untersozialisation mit Vernachlässigung und Verwahrlosung sein, sie kann bedingt sein durch *traumatische Lebensbelastungserfahrungen* oder Folge einer *angeborenen* oder früh *erworbenen Störung* der Stressverarbeitungssysteme. Bevor ich als Psychotherapeut mit der Behandlung dieser Depression beginne, sollte ich nicht nur die die Pathogenese, also den Weg zur Symptomentwicklung studieren, sondern auch die auslösenden Ursachen genau erforschen. Dies geschieht häufig in der Medizin viel zu wenig, bei Rückenproblemen so gut wie nie.

Dies trifft häufig auch auf chronische Schmerzentwicklungen zu und man könnte hier vermuten, dass es so etwas wie eine *„Aufsummierung"* von nicht bewältigbaren lebensgeschichtlichen Erfahrungen gibt. Der persisch-englische Psychoanalytiker Masud Khan hat hierfür das Konzept der *kumulativen Traumatisierung* (1963, dt. 1977) entwickelt: Alle Einzel-Belastungserfahrungen bleiben unter einer kritischen Schwelle, in der Aufsummierung überschreiten sie jedoch eine Grenze – moderne neurobiologische Erkenntnisse konnten dies mittlerweile bestätigen. Und auch der New Yorker Trauma-Pionier Bessel van der Kolk hat den oft zitierten Satz formuliert: *„The body keeps the score"* (2000), d.h. der Körper trägt die Last – hier bleiben – inzwischen neurobiologisch nachweisbare – Spuren, Narben und Dysbalancen im Stressverarbeitungssystem zurück – die Seele kann sich unter Umständen dissoziativ „ausklinken" und zumindest einige Zeit lang so tun, als wäre nichts Schlimmes geschehen. Dementsprechend sind manche körperlichen Beschwerden bei oberflächlicher oder vordergründiger Betrachtung oft nur schwer zuordenbar oder lassen sich nur gegen den Widerstand des Patienten zu auslösenden Ereignissen zurückverfolgen. Das im Exkurs zur *Myoreflextherapie* angedeutete Fallbeispiel der Migräne-Patientin, die 28 Jahre vor einer traumazentrierten Behandlung einen Banküberfall miterleben mußte, wo zwei Kollegen zu Tode kamen, mag dies erhellen. Ähnliches zeigte sich bei einem 45jährigen Patienten, der mit chronischer Rücken- und Schmerzproblematik nach sieben Jahren vergeblicher ambulanter Behandlungsbemühungen auf eine Psychosomatik-Station kam und „unheilbar" schien. Erst eine sorgfältige Aufarbeitung seiner lebensgeschichtlichen Belastungserfahrungen und die Erstellung eines sog. „*Traumatogramms*" konnte ihm im Sinne eines zumindest kognitiven Durcharbeitens seine körperliche Beeinträchtigung einsichtig machen und weiterhelfen. Sowohl er selbst als auch der Referent als behandelnder Psychotherapeut waren über die Vielzahl der erst allmählich erinnerbaren lebensbedrohlichen Erfahrungen mehr als erstaunt und betroffen – der Körper trug hier sehr offensichtlich die Last, die Seele hatte sich auch aufgrund mangelnder emotionaler Unterstützung schon lange „ausgeklinkt". Die „*Selbstentfremdung*" hatte schon längst statt gefunden – erst durch einen multimodalen Behandlungsansatz gelang es, die beiden dissoziierten Welten langsam wieder zusammenzuführen – natürlich nicht ohne den alten Seelenschmerz wieder spürbar werden zu lassen.

Bei der Beschäftigung mit Rückengesundheit sollte man hier vielleicht auch auf die *Evolutionsbiologie* des aufrechten Ganges hinweisen, der mittlerweile in der sog. zivilisierten Welt immer häufiger einen Niedergang erfährt und verkürzte und nicht benutzte Muskulatur zur Folge hat, da Menschen überwiegend in Büros und an Computern sitzen. Vom Körperbau her gesehen wäre der Mensch eigentlich der geborene Läufer und von Buschleuten in der Namibwüste oder auch Äthiopiern ist bekannt, dass sie locker täglich dreißig Kilometer schaffen – der Mensch in den Industriestaaten kommt an manchen Tagen nicht mal auf ein paar hundert Meter. Damit verkümmern Knochen, weil sie nicht mehr durch Muskelarbeit beansprucht werden und die Muskeln selbst verkürzen sich und verkümmern ebenfalls. „*Deutschland sitzt sich krank*" titelte die AZ am 05.08.2013 und zitierte eine aktuelle Bewegungsstudie der TK. Ihr zufolge verbringt jeder Erwachsene in Deutschland täglich durchschnittlich sieben Stunden im Sitzen, unter den Berufstätigen jeder Dritte sogar mehr als neun Stunden. Hinzu kommen im Schnitt mehr als drei Freizeitstunden vor dem Fernseher oder im Internet. Nur vier von zehn Menschen sind hierzulande im Alltag noch zu Fuß unterwegs, zwei Drittel kommen nicht einmal mehr auf eine Stunde Bewegung pro Tag. In allen Lebensbereichen scheint sich eine ganze Bevölkerungsgruppe immer weiter von der Bewegung abzukoppeln, meinte ein TK-Vorstandsvorsitzender.

Sehr glücklich bin ich darüber, dass ich im Laufe verschiedener Traumaausbildungen der noch relativ jungen *Myoreflextherapie* (Mosetter, K. 2006, 2004, Mosetter & Mosetter, 2006, 2010) begegnet bin, die sich in vielen Fällen als sehr segensreich erwiesen und sich dem Schattendasein unserer Muskelsysteme angenommen hat. Nahezu alle stressgeschädigten Patienten, denen ich bisher als Traumatherapeut begegnet bin, konnten hiervon in hervorragender Weise profitieren (s. Exkurs). Unter Stress-verarbeitungs-Gesichtspunkten sollte man sich klar machen, dass bei jeder – auch geringfügigen Schreck-, Schock- oder traumatischen Erfahrung das Muskelsystem und in erster Linie der *Muskulus iliopsoas* reagiert, der wesentlich auch für die aufrechte Haltung des Menschen zuständig ist. Bei jeder Schreck-Erfahrung versucht dieser sich zusammenzuziehen und seinen Besitzer zumindest im Ansatz zu schützen. Unter Umständen geht der Betroffene sogar in einen kurzzeitigen Erstarrungszustand – ein Phänomen was auch im Tierreich zu beobachten ist. Wenn dies häufig genug geschieht, entwickelt der Betroffene eine Schonhaltung, der Muskel verkürzt sich, wird irgendwann Schmerzen produzieren und das Mobile der Körpergeometrie gerät in dauerhafte Schieflage (ein Beispiel hierfür ist ein bekannter ZDF-Nachrichtensprecher).

Exkurs: Myoreflextherapie

„Das Gedächtnis des Körpers" heißt ein inzwischen sehr bekanntes Buch von Joachim Bauer aus Freiburg (Bauer 2002), wo er u.a. beschreibt, wie lebensbedrohliche Erfahrungen vom sog. Traumagedächtnis als Körpererinnerungen eingespeichert werden. Diese sind psychotherapeutisch mit

Worten alleine nicht auflösbar, sehr wohl aber mit myoreflextherapeutischen und traumatherapeutischen Methoden, in erster Linie durch bildhafte Techniken wie z.B. EMDR oder Screen-Technik.

Dass der Körper sich an alles erinnert, was zuviel war, konnte ich sehr eindrucksvoll bei der stationären Behandlung einer Patientin erleben, die vor 28 Jahren Opfer eines Banküberfalls geworden war. Sie litt – neben heftigen Selbstvorwürfen – unter schweren Rücken-, Nacken- und Kopfschmerzen sowie Migräneanfällen. Eine kontrollierte Trauma-Expositionssitzung mittels Screen-Technik machte sichtbar, dass sich vor 28 Jahren im Moment des unfreiwilligen Blickkontaktes mit einem der Bankräuber reflexartig der gesamte Schulter- und Nackenbereich verspannt hatte. Die erlebte Todesangst blieb fast dreißig Jahre lang im Körper gespeichert. Der Bankräuber wusste im Moment des Blickkontaktes, dass sie mittlerweile die Polizei gerufen hatte und stürmte mit den Geldsäcken schreiend in die Bank zurück. Dort nahm er zwei Kollegen von ihr als Geiseln, die wenig später tot waren. Nachdem die Patientin mithilfe des Therapeuten die Auslöse-Bedingungen ihrer Rücken-, Nacken- und Kopfschmerzen sowie ihrer Migräne-Attacken „gesehen" und erkannt hatte, konnte der behandelnde Myoreflextherapeut auch die „eingefrorene" Überspannung („frozen states") im Muskelsystem auflösen.

Viel zu wenig macht man sich klar, dass unser Muskelsystem das tragende System aller unserer Handlungen ist und dass wir bei deren Ausfall gelähmt und ausgeliefert sind. Dies gilt für alle traumatischen Situationen, die mit Lebensgefahr, Hilflosigkeit und Ohnmacht verbunden sind, wo sich die Frage stellt: Was tun wir, wenn wir nichts mehr tun können? Das Stressverarbeitungssystem stellt im Sinne einer Bereitstellungsreaktion im Notfall alle zur Verfügungen stehenden Kräfte bereit: Alle für das Überleben notwendigen Systeme werden maximal hochgefahren. Alle für Kampf oder Flucht notwendigen Muskelsysteme werden maximal angespannt. Da traumatische Situationen jedoch durch Ausweglosigkeit und Ausgeliefertsein gekennzeichnet sind, kann diese maximale Energiemobilisierung nicht mehr effektiv im Sinne einer Problemlösung und Befreiung aus der lebensbedrohlichen Situation umgesetzt werden und „bleibt im Körper stecken". Trauma kann also auch als „unterbrochene Handlung", als misslingender Kampf- oder Fluchtversuch angesichts einer existentiellen Bedrohung verstanden werden – die Selbstwirksamkeit bleibt auf der Strecke.

Die traumatisch unterbrochene Handlung wirkt intrasomatisch jedoch weiter und zeigt sich nicht nur in Flashback-Zuständen, nächtlichen Albträumen, schneller Übererregbarkeit, Reizbarkeit und Rückzugsbedürfnissen, sondern auch in dauerhaften Verspannungszuständen, die zu undifferenzierten Schmerzsyndromen chronifizieren können, für die kaum jemand später eine plausible Erklärung findet.

Die Myoreflextherapie wurde vor über zehn Jahren als neuromuskulärkomplementäre Traumatherapie von Kurt und Reiner Mosetter (ZIT, Konstanz) entwickelt und geht davon aus, dass im System der Muskulatur jeder Muskel mit einem Kraftvektor vergleichbar ist und nur das ungestörte Zusammenspiel mehrerer Muskeln und Kräfte eine reibungslose Bewegungsgeometrie ermöglichen. Wie bei einem schief aufgehängten Mobile können muskelinduzierte Symmetriestörungen und chronische Fehl- und Überlastungen zu einer Vielzahl von Symptomen führen – z.B. zu Schonhaltungen, Schmerzzuständen, vegetativen Dysregulationen und Unruhezuständen. Seelische Verletzungen und ganz besonders traumatische Erfahrungen im Sinne unterbrochener, eingefrorener Handlungen beantwortet die Muskulatur mit Hypertonus (als misslungene Kampf-/Fluchtversuche) oder Erstarrung (Totstellreflex) und völliger Unterwerfung („freeze"). Die Folgen sind Hypertonizität oder Hypotonizität.

In der Myoreflextherapie werden in erster Linie Muskelansätze in funktionellen Zusammenhängen und kinetischen Ketten behandelt. Berührungsreize werden hier verstärkt wahrgenommen, wobei bereits eine leichte Druckerhöhung durch den palpierenden Finger des Therapeuten zu einer Schmerzempfindung mit Ausstrahlungen an entfernten Stellen führen kann. Bei der Palpation finden sich häufig schmerzhafte Verhärtungen, Myogelosen und bindegewebige Aufquellungen. Nach genauer Palpation und Druckpunktstimulation derartiger Punkte lösen sich die tastbaren Veränderungen nach einer gewissen Zeit (Sekunden bis wenige Minuten) auf. Der Finger des Therapeuten gibt dem Patienten eine Spür- und Wahrnehmungshilfe und spiegelt dem Organismus seinen körperlichen Eigenzustand. Dadurch wird ein bisher abgespaltenes und gleichsam „weggeschontes" und „eingefrorenes Problem" wieder als solches spürbar und nicht nur in einem therapeutischen Rahmen vorübergehend schmerzhaft aktuell, sondern auch einer Heilung zugänglich.

Da der Myoreflextherapeut am motorischen Flügel des unterbrochenen Wahrnehmungs-Handlungsschemas ansetzt und nicht am sensorischen – was dem traumaausgebildeten Psychotherapeut vorbehalten bleibt – sind durch den direkteren Zugang nicht nur „eingefrorene" Körpererfahrungen, sondern auch die damit verbundenen traumatischen Erfahrungen leichter auffindbar und für den Betroffenen wieder erlebbar. Da traumatische Erfahrungen willentlich dem Bewusstsein nicht zugänglich und im impliziten Trauma-Gedächtnis gespeichert sind, kann es bei der myoreflextherapeutischen Arbeit gelegentlich auch zu einer kurzzeitigen Auslösung von Flashback-Zuständen kommen – plötzlich tauchen die überwältigenden Bilder aus der traumatischen Situation auf – weshalb der Myoreflextherapeut auch über Grundkenntnisse der Traumatherapie verfügen und wissen muß, was dann zu tun ist. Hier wird es wichtig, den Patienten schnell zu reorientieren, in der Gegenwart zu verankern und ihm deutlich zu vermitteln, dass es sich hier um eine Erinnerung handelt, die jetzt in der Gegenwart abläuft, aber aus der Vergangenheit stammt und jetzt in der Gegenwart der Behandlungssituation keine Lebensgefahr besteht. Je besser Traumatherapeut und Myoreflextherapeut zusammenarbeiten, je mehr der eine vom anderen weiß, woran dieser gegenwärtig arbeitet, umso besser kann der Patient geschützt und von seinen „Altlasten" befreit werden.

Obwohl die myoreflextherapeutische Behandlung in dem von mir aufgebauten und geleiteten Zentrum für Psychotraumatologie für viele Patienten auch schmerzhaft und häufig von der Angst besetzt war, wieder mit der Vergangenheit konfrontiert zu werden, berichteten nahezu alle Patienten, dass sie von diesem Behandlungsansatz sehr profitieren konnten. Sie erlebten sowohl eine Linderung ihrer Schmerzproblematik als auch eine Befreiung aus den eingefrorenen traumatischen Erfahrungen. Der Körper als Ort ihres Selbst wurde wieder stabiler und sicherer. Vielfach waren sie erstaunt, weil plötzlich Zusammenhänge zwischen Schmerzen, Schonhaltungen und seltsamen Zuständen verständlich wurden, da Myoreflextherapie als ganzheitlicher Behandlungsansatz nicht nur auf den einzelnen Muskel entlastend wirkt, sondern auch auf die gesamte Körpergeometrie und dadurch vegetative Dysregulationen und Unruhezustände deutlich lindern kann.

In der therapeutischen Arbeit mit Menschen mit Stressverarbeitungsstörungen wurde mir in den letzten Jahren immer deutlicher, daß unserem Gesundheitssystem etwas verloren gegangen zu sein scheint, was man als die *Aktivierung von Selbstheilungskräften* bezeichnen könnte. Grundlegendes hierzu fand ich bei dem deutschen Pionier der Psychotraumatologie und Traumatherapie Gottfried Fischer (Köln, 2009, 2007, 2000). Er fokussiert das Aufgreifen des natürlichen Heilungsverlaufs und die Beseitigung von Verarbeitungs-Hindernissen. Für viele Patienten der Traumastation begann dies mit der einfachen, aber oft irritierenden Frage – „Was tut Ihnen gut, was tut Ihnen nicht gut", „wer tut Ihnen gut, wer nicht" – eine Frage, die bei vielen Patienten, die zum Beispiel durch Verkehrs- oder ArbeitsUnfälle regelrecht „aus der Bahn geflogen" waren, zu großer Verunsicherung einschließlich Schlafstörungen führte.

Bei der Fokussierung auf die Aktivierung der Selbstheilungskräfte stellt sich die Frage, wie Patienten in den katastrophalen *Prozeß der Selbstentfremdung* geraten sind, wie sie sich selbst „verloren" haben und oft weder wissen, wer sie sind noch, was sie in ihrem Leben eigentlich wollen. Mehrheitlich handelt es sich um Menschen, denen der Prozeß der Selbstregulation schon lange entglitten ist. Dies ist umso erstaunlicher, als mittlerweile eigentlich bekannt ist, dass lebende Systeme im Sinne von Maturana und Varela (1982, 1987) *sich selbst organisierende, auto-poietische Systeme* sind – und keine Kühlschränke, Autos oder Bügeleisen, die nach linear-kausalen Gesetzmäßigkeiten funktionieren.

Hilfreich waren für mich hier nicht nur das ätiologie-orientierte Werk „Kausale „Psychotherapie" (Fischer, 2007), sondern auch die Ansätze des Biologen und Hirnforschers Gerald Hüther (2010, 2011), aber auch des Hypnosystemikers Gunther Schmidt (2008), das Salutogenese-Konzept von Aron Antonowski (1993) und von Theodor D. Petzold (2007) sowie des Epidemiologen Grossart-Maticek (2003). Alle Konzepte bestätigen, dass Selbstheilungskräfte durch Außeneinflüsse nicht nur verloren gehen, sondern durch gravierende, z.B. traumatische Lebenserfahrungen auch blockiert werden können: Der Betroffene kann es aus eigener Kraft alleine nicht mehr schaffen, eine Balance der Verarbeitungssysteme wiederherzustellen – jegliche Selbstwirksamkeit ist verloren gegangen.

Beeindruckt hat mich Gerald Hüthers Frage nach der *Veränderbarkeit des Menschen,* die Frage, wie „man Verhärtungen" wieder aus dem Gehirn herausbringt und seine Antwort, dass man vor allem daran glauben muß, dass Veränderung gelingen kann. Aus neurobiologischer Sicht fügt er im Sinne der *neuronalen Plastizität* die frohe Botschaft hinzu, dass Veränderungen immer möglich sind – dass es eher erstaunlich sei, wie Menschen überhaupt auf die Idee gekommen sind, dass sie nicht veränderbar seien und vermutet hier eine Hinterlassenschaft des lange nicht hinterfragten Glaubens an die genetischen Programme. Er macht die schon erwähnte Identifikation mit dem Maschinendenken des letzten Jahrhunderts dafür verantwortlich, das Denken in funktionalen Kategorien, wo es auch auf Körperebene eben nicht um *Heilung* und schon gleich gar nicht um Selbstheilung, sondern um *Reparatur* einer defekten Maschine geht. Ein Glaube, der bei genauer Betrachtung im gesamten Gesundheitssystem noch weit verbreitet ist. Er vermutet, dass hieraus bis heute eine Zementierung der Denkstrukturen und eine Verantwortungs-Delegation resultieren, die bei vielen Patienten als *passive Heilserwartung* wieder zu finden ist.

Therapeutisch stellt sich deshalb die Frage, ob man jemanden als Objekt oder als menschliches Wesen behandelt. Und wir wissen ja inzwischen, dass sich in allen Therapie-Validierungs-Studien *die menschliche Beziehung* als das Entscheidende gezeigt hat – nicht die Technik und auch nicht die Theorie. Entscheidend sind also die *therapeutische Haltung* und vielleicht sogar die Liebesfähigkeit eines Therapeuten. Das Hirn selbst ist jedenfalls lebenslang veränderbar, das haben die Forschungen und Erkenntnisse zur neuronalen Plastizität sehr eindeutig ergeben.

Auch die „*Embodiment*-Forschung" (Storch, M., Cantieni, B., Hüther, G., Tschacher, W., 2006) hat mir hier weitergeholfen, welche sich mit der Verbindung von Körper und Hirn beschäftigt, wonach sich das Hirn nicht über vorgegebene genetische Programme strukturiert, sondern anhand der Impulse aus dem eigenen Körper – beginnend im Mutterleib. Dementsprechend hat jeder Mensch ein entsprechend seiner genetischen Ausstattung einmalig passendes Gehirn zum jeweils einmaligen Körper, d.h. wir haben zeitlebens ein Hirn, was in den tieferen Schichten weiß, worauf es ankommt – eine ursprünglich hervorragende Zusammenarbeit, die bei vielen Menschen im Laufe der Zeit verloren geht, zu wenig genutzt oder durch einmalige oder wiederholte traumatische Erfahrungen blockiert worden ist.

Ursprünglich hat das Hirn anhand seines Körpers gelernt, wie es sich verschalten muß, um den eigenen Körper optimal zu steuern, d.h. jeder

Mensch hat mindestens intrauterin – und wenn er Glück hatte, vielleicht auch noch ein paar Jahre nach der Geburt – die Erfahrung der *Verbundenheit* mit dem eigenen Körper und mit wenigstens einer bedeutsamen Beziehungsperson gemacht – was durch die Bindungshormone Oxytocin und Prolactin unterstützt wird. Er hat ebenso die Erfahrung von *Wachstum* gemacht – und ist jeden Tag ein klein wenig mehr über sich hinausgewachsen – insofern lassen sich diese beiden elementaren Grundbedürfnisse therapeutisch stationär wie ambulant hervorragend nutzen.

Wenn sich Menschen – und erst Recht Patienten – „wieder finden" sollen, brauchen sie Gelegenheiten, Begeisterung – weniger pathetisch formuliert: Freude („Passion") und etwas Bedeutungsvolles (wieder) zu erleben, etwas zu erfahren, was „unter die Haut geht". Weder eine rein psychoedukative Wissensvermittlung noch kognitive Therapieansätze oder auch ein therapeutisches Arbeiten mit „Einsichten" alleine reichen aus – der Betroffene sollte eingeladen werden, neue emotionale Erfahrungen machen zu können und manchmal braucht das Mittelhirn auch neue Bilder (Wolfrum 2013). *Selbstheilungskräfte* könnten also dem *Wiederfinden* der ursprünglich angelegten Verschaltungen entsprechen, den ursprünglich angelegten Körper-Regulations-Mechanismen, die später im Leben durcheinander gebracht worden sind – das Phänomen der *Wundheilungs-Störungen* ist hier zu erwähnen. Bekanntlich macht man am Anfang des Lebens alle Erfahrungen erst mal nur am eigenen Leib, woraus das sog. *authentische Selbst* resultiert, weshalb man sagen könnte: Das Hirn weiß in den tieferen Schichten, was der Körper braucht, woraus die Wirkungen der Selbstheilungskräfte entspringen könnten, wenn ich nur wieder Zugang finde – Hüther nennt dies *„Hirnstamm-Kompetenz"* oder *„to reconnect the disconnected"*.

Mit den Überformungen durch Erfahrungen von außen, also Erfahrungen, die nicht mehr am eigenen Leib gemacht, sondern aufoktroyiert wurden, entsteht der *Verlust* des *Kontaktes* zum *eigenen authentischen Selbst* – die Selbstentfremdung ist eingeleitet, die Funktionalisierung beginnt. Hüther macht auch darauf aufmerksam, dass bei den meisten Gesundheits- oder Präventions-Programmen das Gesundheits-*Verhalten,* das Partner-*Verhalten* oder das Arbeits-*Verhalten* im Vordergrund stehen und verändert werden sollen – ein Beispiel für deren Ineffektivität sind die Zigaretten-Warn-Aufdrucke. Seiner Meinung nach ist dies alles wenig wirksam – eine

Erfahrung, die ich durchgängig bestätigen kann – denn nur die Einstellungen und Haltungen und Erfahrungen eines Menschen mit seinen sowohl *kognitiven* wie auch *emotionalen Anteilen* lassen sich verändern, denn diese steuern unser Verhalten.

Deshalb kann es in einer Therapie auch nur darum gehen, Menschen *einzuladen,* zu *ermutigen* und zu *inspirieren,* neue Erfahrungen zu machen, womit ich als Therapeut aber zum Entdecker werden muss, dessen, was ich auf minimalster Ebene am Patienten mögen und entdecken und wofür ich mich vielleicht sogar begeistern kann. Und *Inspirieren* kann ich nur, wenn ich selbst vom Begeistern begeistert bin und nicht schon selbst auf eine funktionale Ebene zurückgefallen bin. Hier liegt die Chance, Menschen etwas wieder zu geben, was sie im Laufe ihrer Sozialisation verloren haben: Die Erfahrung zu machen, etwas zu können, liebenswert zu sein, dazu zu gehören und (über sich hinaus) wachsen zu können.

Als hilfreich fand ich auch die bekannten von *Antonowsky* aufgestellten Prinzipien

– der *Verstehbarkeit* – denn viele Menschen verstehen als „Rädchen im Getriebe" der Arbeitswelt nicht mehr, was eigentlich läuft,
– der *Gestaltbarkeit* – mit der Frage: Kann ich überhaupt irgendwie mitwirken an den Abläufen in dieser Welt, inwieweit bin ich noch wichtig und werde gebraucht, und damit auch
– der *Werthaftigkeit* und *Bedeutsamkeit* und *Sinnhaftigkeit* des eigenen Tuns.

Auch der Heidelberger Epidemiologe *Ronald Grossart-Maticek* (2003) erwies sich als unterstützend: Er bezieht sich auf Antonovskys „sense of coherence" und hat sich in groß angelegten epidemiologischen Studien jenseits eines linear-kausalen Denkens vor allem mit *Wechselwirkungen* im Sinne komplexer Systeme beschäftigt. Sein Ziel lag darin, durch systemische Interventionen Problemlösungen durch *Selbstregulation* und *Eigenaktivierung* zu ermöglichen. Es würde den Rahmen der Arbeit sprengen, hier auf alle Befunde einzugehen, aber ein wesentlicher Befunde zur sog. „*Selbstwirksamkeit*" (Bandura, 1997) soll erwähnt werden: Den Forschungen von Grossarth-Maticek zufolge werden Symptome und Störungen erst dann verhaltenswirksam und „brechen aus", wenn der betroffene Mensch seine *Selbststeuerung* und *Selbstwirksamkeit verloren* hat. Wenn er also nicht mehr Herr seines Lebens und seiner Entscheidungen ist, sondern andere sein Leben diktieren, wozu ja auch die berühmten *Whitehall-Studien I* und II (Marmot et al., 1978, 1991, 2010. In: Spitzer 2013) gut passen: Vereinfacht gesagt ist das Risiko eines Menschen, früher zu sterben oder zu erkranken, umso größer, je weiter unten er sich auf der sozialen Leiter befindet. Interessanterweise ging es hierbei nicht um einzelne Krankheiten, sondern um ganz unterschiedliche wie beispielsweise Herz-Kreislauf-Krankheiten, einige Krebserkrankungen, chronische Lungenerkrankungen, Magen-Darm-Erkrankungen, Depressionen und sogar Selbstmord. Und auch bei der Betrachtung von Krankheitstagen am Arbeitsplatz, chronischen Rückenschmerzen und dem allgemeinen Wohlbefinden bzw. Krankheitsgefühl ergibt sich das gleiche Bild. Wobei es nicht alleine weiter zu helfen scheint, über ausreichende finanzielle Mittel zu verfügen – das wichtigere dürfte der Bildungsstand zu sein (Spitzer 2013).

Um die spannende Dimension der *„Zugehörigkeit"* hat Grossarth-Maticek sein Konzept in dem kleinen Buch „Verbunden gesunden" (2007) erweitert, herausgegeben von Theodor Dierk Petzold, dem Gründer des Salutogenese-Zentrums in Bad Gandersheim. Mithilfe eines einfachen Fragebogens konnte Grossarth-Maticek eine hohe Signifikanz zwischen einem starken Zugehörigkeitsgefühl und einem langen, gesunden Leben, bzw. einem schwachen Zugehörigkeitsgefühl und Alkohol- und Nikotinkonsum sowie dem Entstehen chronischer Erkrankungen mit einer kürzeren Lebenserwartung feststellen.

Die Ergebnisse zeigen, „dass das Zugehörigkeitsgefühl ein interaktives Phänomen, also ein Produkt von mehreren Faktoren in Wechselwirkung ist (z. B. Arbeitslosigkeit, hohe Verausgabung, geringe Belohnung, körperliches Übergewicht etc.) und ebenso ein Faktor, der in Wechselwirkung mit anderen Risikofaktoren im Prozess der Krankheitsgenese involviert ist" (S. 78 a.a.O.). Hier schließt sich der Bogen zum *Kohärenzsinn* von Antonovsky auch als einem Sinn für „Verbundenes" und zu Gerald Hüthers Grundbedürfnissen nach *Verbundenheit* und *Wachstum*. In seinem Buch „Die Macht der inneren Bilder" (2004) macht Hüther klar, dass wir auch durch unsere Aufmerksamkeit immer wieder Verbindungen herstellen und sich unser Gehirn in seinem Lernen an Bildern, an „Gebilden", orientiert, was therapeutisch zu einer neuen Kultur der *Achtsamkeit* geführt und neue Möglichkeiten des bildhaften Denkens und therapeutischen Handelns mittels Vorstellungskraft (Schmid. G.B., 2010, Schmidt, G., 2008, 2. Aufl., Wolfrum, 2013) aufgezeigt hat.

Das Gegenteil all dieser Bemühungen ist derzeit übrigens im boomenden Markt der *Quantified-Self-Bewegung* zu finden, wo sich sog. „Self-Tracker" mithilfe ihrer Smartphones maximal verkabeln, um möglichst viele Messwerte ihres Körpers unter verschiedenen Belastungsbedingungen abzufragen und später von ihrem Rechner verarbeiten, analysieren und darstellen zu lassen. Hier wird die Selbstentfremdung apparativ unterstützt und kultiviert – die Umsätze boomen, die Industrie freut sich, der Betreffende Mensch aber ist in Gefahr, sich selbst zu verlieren.

Wie sehr Bedürfnisse nach Wachstum und Verbundenheit durch traumatische Lebenserfahrungen beschädigt werden können, habe ich Laufe meiner therapeutischen Begegnungen mit Menschen vielfach erfahren können: Die moderne Psychotraumatologie konnte mittlerweile in vielen Forschungsergebnisse zeigen, dass traumatische Erfahrungen mit toxischem Stress zu *Informationsverarbeitungs-Störungen* führen können, dass der Informationsaustausch zwischen linker und rechter Hirnhemisphäre beeinträchtigt ist, dass toxischer Stress zu Schädigungen unseres „Archivars", des Hippokampus, dass chronischer Stress zu erhöhter Empfindlichkeit gegenüber weiteren Stressbelastungen und verminderter Verarbeitungsfähigkeit führt. Dies wirkt sich auf alle Körpersysteme aus und führt in der Regel zu Blockaden, die mit Worten alleine nicht mehr auflösbar sind und wo trotz sorgfältiger medizinischer Diagnostik auch oft „nichts zu finden" ist.

Dies war beispielsweise bei einem Lkw-Fahrer der Fall, der mit seinem Zug aufgrund von Bremsversagen auf abschüssiger Strecke gegen eine Felswand geprallt und im abgerissenen Führerhaus mit dem Oberschenkel am Lenkrad eingeklemmt blieb. Die Polizei hatte bereits einen Zinksarg anfordert, weil sie ihn für tot hielt, erst herbeigeeilte Kollegen entdeckten, dass er noch lebte und forderten einen Hubschrauber an. Nach längeren Krankenhaus-Behandlungen war im linken Oberschenkel diagnostisch „nichts mehr zu finden", obwohl der Patient dauernd über entsprechende Schmerzen klagte. Die heimische Katze wusste genau, wo der Patient Probleme hatte und legte sich schnurrend und wohltuend bevorzugt auf den verletzten Oberschenkel, was dem Patient half. Im impliziten System des *Körpergedächtnisses* war die traumatische Erfahrung „eingebrannt" geblieben, eine Erfahrung, die weder medizinisch-diagnostisch nachweisbar noch alleine mit Worten auflösbar war. Hier helfen nur spezifische Interventionen der Psychotraumatologie, wie z.B. die bildhafte Screentechnik, wo unter kontrollierten und geschützten Bedingungen die lebensbedrohliche, alte Erfahrung noch einmal „wie ein alter Film" von Patient und Therapeut gemeinsam „betrachtet" wird, um nicht nur zu einer Neubewertung der damaligen Situation („ich habe überlebt", „ich lebe") zu kommen, sondern auch den Mittelhirnsystemen – in diesem Falle vor allem dem *Hippokampus* – die Chance zu geben, die dekontextualisierten, sensorischen Erfahrungen der damaligen Todesbedrohungssituation (Bilder, Geräusche, Gerüche, Körperempfindungen, Kognitionen etc.) endlich dahin einzuordnen, wo sie hingehören – nämlich ins Archiv der Vergangenheit.

Auch hierzu bedarf es eines Denkens und Verstehens in *Netzwerken,* denn in der traumatischen Situation werden im Sinne des *Hebbschen Gesetzes* („neurons that fire together wire together", Hebb 1949) all jene neuronalen Verschaltungsmuster und synaptischen Netzwerke, die in diesem Schockzustand aktiviert werden, außerordentlich fest miteinander verknüpft und aneinander gekoppelt – und zwar umso intensiver, je stärker die damit einhergehende Aktivierung emotionaler Zentren und die von dort stattfindende Ausschüttung neuroplastisch wirksamer Botenstoffe (vor allem von Katecholaminen) ist. An diesem komplexen Koppelungsphänomen sind alle Hirnstrukturen von Stammhirn über Mittel- und Großhirn beteiligt, d.h. verkoppelt werden alle in der traumatischen Situation aktivierten Netzwerke für bestimmte *Sinneswahrnehmungen* (optisch, akustisch, taktil, olfaktorisch, gustatorisch) mit den in dieser Situation aktivierten Netzwerken im *limbischen System* (Angst, Furcht) und mit den für die Regulation körperlicher Reaktionen zuständigen Netzwerken im *Stammhirn* (Herzfrequenz- und Blutdruckveränderung, Verkrampfung, Erstarrung, Umsichschlagen etc.). Und schließlich werden die auf den höchsten Verarbeitungsebenen im *präfrontalen Cortex* aktivierten Netzwerke (Bewertung der eigenen Hilflosigkeit, Ohnmacht, Unfähigkeit, vermeintliche Schuld und Minderwertigkeit etc.) an diese in der traumatischen Situation entstandenen Koppelungen angebunden. Die Folge dieser komplexen Koppelungsphänomene ist die Ausbildung eines der kognitiven Bewertung und Kontrolle nicht mehr zugänglichen Zustandes, der sich in Flashbacks und Zuständen von Kontrollverlust äußert und durch im

Trauma-Netzwerk eingebundene Schlüsselreize („Trigger") ausgelöst werden kann (Hüther et al., 2010). Im Zeitverlauf können daraus auch chronifizierte Schmerzsyndrome entstehen.

Weder das Mittelhirn mit seinen neuronalen Netzwerken des Limbischen Systems noch das Stammhirn mit allen Regelkreisen zur Steuerung körperlicher Prozesse verstehen unsere verbale Sprache – mit diesen kann man nur *„limbisch"* reden und Verfahren zur Anwendung bringen, die berücksichtigen , dass es sich hier um *neuronale Netzwerke* handelt. Die Behandlung von Einzel-Elementen hilft nicht wirklich weiter.

Schlußbemerkung

In mancher Hinsicht verfügten die alten Griechen doch über sehr viel Weisheit:

> Die Behandlung eines Teiles sollte nicht versucht werden
> ohne die Behandlung des Ganzen.
> Es sollten keine Bemühungen unternommen werden,
> den Körper ohne die Seele zu kurieren,
> und wenn Körper und Seele wieder gesund sein sollen,
> so muss man zuerst den Geist behandeln.
>
> Platon, 380 v. Chr.

Literatur

Antonovsky, A. (1993): Gesundheitsforschung versus Krankheitsforschung. In: Franke, A. und Broda, M. (Hrsg.): Psychosomatische Gesundheit. Tübingen: dgvt, S. 3–14

Bandura, A. (1997): Self-efficacy: The existence of control. New York: Freemann

Bauer, J. (2004): Das Gedächtnis des Körpers. Wie Beziehungen und Lebensstile unsere Gene steuern. München: Piper Taschenbuch

Egle, U. T. et al. (2002) : Psychosoziale Belastungen in der Kindheit und Gesundheit im Erwachsenenalter. In: Psychotherapeut, 47: 124–127

Ernst, C., v. Luckner, N. (1985): Stellt die frühe Kindheit die Weichen? Stuttgart: Enke

Fischer, G. (1989, 2. Aufl. 1996): Dialektik der Veränderung in Psychoanalyse und Psychotherapie. Modell, Theorie und systematische Fallstudie. Heidelberg: Asanger

Fischer & Riedesser (2009, 4. Aufl.): Lehrbuch der Psychotraumatologie. München, Basel: Reinhardt

Fischer, G. (2000): Mehrdimensionale Psychodynamische Traumatherapie (MPTT). Kröning: Asanger

Fischer, G. (2007): Kausale Psychotherapie – Manual zur ätiologieorientierten Behandlung psychotraumatischer und neurotischer Störungen. Kröning: Asanger

Grossarth-Maticek, R. (2003): Selbstregulation, Autonomie und Gesundheit. Berlin/New York: De Gruyter

Hebb, D. O. (1949): The organization of behaviour. New York: Wiley

Hemminger, H.J. (1982): Kindheit als Schicksal? Die Frage nach den Langzeitfolgen frühkindlicher seelischer Verletzungen. Hamburg: Rowohlt

Hüther, G. (2010): „Begeisterung ist Dünger für's Hirn". www.gerald-huether.de

Hüther, G. et al. (2010): Neurobiologische Grundlagen der Herausbildung psychotraumabedingter Symptomatiken. In: Trauma & Gewalt, 4. Jhrg., Heft 1, Febr. 2010, S. 18–31

Hüther, G. (2011): Was wir sind und was wir sein könnten – ein neurobiologischer Mutmacher. Frankfurt: S. Fischer

Khan, M. M. R. (1963): The concept of cumulative trauma. The Psychoanalytic Study of the Child 18, 286–306

Maturana, H. u. F. Varela (1978): Der Baum der Erkenntnis. Bern, München, Wien: Scherz

Miller, Alice (2004): Die Revolution des Körpers. Frankfurt/Main: Suhrkamp

Mosetter, K. (2006): Klinische Anatomie der Halswirbelsäule – Myoreflextherapie. In: *Sicherheit im Sport. Ein Leben mit Sport – aber sicher. (Beiträge zum 4. Dreiländerkongreß zur Sportunfallprävention)*, ed. Henke, T., Schulz, D., Platen, P., pp 287–96. Köln: Sportverlag Strauß

Mosetter, K. (2004): Dynamik des Muskelsystems im Hinblick auf Unfallverhütung im Sport. In Sport. *Mit Sicherheit mehr Spaß. (3. Dreiländerkongreß: Schweiz, Deutschland, Österreich, Magglingen, Schweiz)*, ed. Brügger, O., pp 90–93. Bern: bfu

Mosetter, K. & Mosetter, R. (2006): *Myoreflextherapie. Muskelfunktion und Schmerz.* Konstanz: Vesalius

Mosetter, K. & Mosetter, R. (2010): *Myoreflextherapie – Band 2. Regulation für Körper, Erleben und Gehirn.* Konstanz: Vesalius

Petzold, T.D. u.a. (2007, 2. Aufl., Hrsg.): Verbunden gesunden – Zugehörigkeitsgefühl und Salutogenese. Bad Gandersheim: Verlag Gesunde Entwicklung

Schmid, G.B. (2010): Selbstheilung durch Vorstellungskraft. Wien, New York: Springer

Schmidt, G. (2008, 2. Aufl.): Einführung in die hypnosystemische Therapie und Beratung. Heidelberg: Carl-Auer-Systeme Verlag

Schore, A. (2007): Affektregulation und die Reorganisation des Selbst. Stuttgart: Klett-Cotta

Spitzer, M. (2013, 2. Aufl.): Dopamin & Käsekuchen – Hirnforschung à la carte. Stuttgart: Schattauer

Storch, M., Cantieni, B., Hüther, G., Tschacher, W. (2006): Embodiment – Die Wechselwirkung von Körper und Psyche verstehen und nutzen. Bern: Hans Huber

Van der Kolk, Bessel A. (1995): Psychische Folgen traumatischer Erlebnisse: Psychologische, biologische und soziale Aspekte der PTSD. In: www.traumatherapie.de/emdr/traumatexte/kolk1.htm

Van der Kolk, B., McFarlane, A. C., Weisaerth, L. (Hrsg., 2000): Traumatic Stress. Grundlagen und Behandlungsansätze. Paderborn: Junfermann

Wolfrum, G. (2013): „Neue Bilder braucht das Hirn": Semiotische Progression durch bildhafte Einsicht, Zeugenschaft und feinfühlige Begleitung. In: Ztsch. f. Psychotraumatologie, Psychotherapiewissenschaft, Psychologische Medizin (ZPPM), Heft 1, S. 75–85

Der Rücken – noch so ein psychosomatisches Erfolgsorgan

Rüdiger Meesters

Das Kreuz mit dem Kreuz, je nach Zugehörigkeit zur entsprechenden Altersgruppe können über die Hälfte der Bevölkerung ein Lied davon singen. Der Häufigkeitsgipfel findet sich in der Altersgruppe der 50–59jährigen, Frauen sind etwas mehr betroffen als Männer (64,1% vs. 60,1%) (Quelle: Bundesgesundheits-survey 1998).

Zurecht werden Rückenbeschwerden damit als Volkskrankheit eingestuft, mit auch entsprechender volkswirtschaftlicher Bedeutung (2012 geschätzt knapp 20 Milliarden EURO). Regelmäßig finden sich bei den Auswertungen zur Arbeitsunfähigkeit die Diagnosen rund um das muskuloskelettäre System und damit auch den Rücken seit vielen Jahren auf den Spitzenplätzen, Tendenz steigend auf zuletzt ca. 23% aller Arbeitsunfähigkeitsbescheinigungen (Quelle: DAK-Report 2013, Zahlenmaterial 2012). Erstmalig sind im Jahr 2012 psychische Erkrankungen mit ca. 15% Anteil auf Platz zwei gelandet (Quelle: DAK-Report 2013, Zahlenmaterial 2012).

Die Ursachen für Rückenbeschwerden können mannigfaltig sein. Beginnend bei harmlosen funktionellen Störungen wie muskuläre Dysbalancen sind weiter Fehlstellungen (angeboren oder erworben) bei einem Großteil der Bevölkerung anzutreffen. Bandscheibenvorfälle, Spinalkanalstenosen (Verengung im Bereich des Rückenmarkkanales) und andere Kompressionssyndrome folgen. Auszuschließen sind ggf. Meningeome (primär gutartige Wucherungen der auch in der Wirbelsäule vorhandenen Gehirnhäute), primäre Malignome der Wirbelsäule, Knochenmetastasen anderer Tumore und div. entzündliche Erkrankungen. So sind durch die Osterweiterung Europas bedingt Tuberkuloseerkrankungen auf dem Vormarsch, eine Knochentuberkulose als allerdings seltene Differentialdiagnose bei anhaltenden Kreuzbeschwerden muß in Betracht gezogen werden.

Glücklicherweise handelt es sich bei dem Großteil um akut aufgetretene Beschwerden mit kurzer Behandlungsdauer und – zumindest auf dem Papier – auch einer guten Prognose hinsichtlich einer Restitutio ad integrum.

De facto sind die Umgebungsbedingungen (individuelles Verhalten mit Bewegungsarmut, Übergewicht, Freizeitstreß und fehlendem Körperbewusstsein u.a. wie auch teils schwer zu beeinflussende physische und psychische Arbeitsplatzbedingungen) als Hemmnisse für eine vollständige und v.a. dauerhafte Genesung einzustufen.

Häufig tritt zunächst nach relativ kurz dauernder und eher noch extensiver Therapie der Akutbeschwerden mit Schmerzmittelgabe weitestgehende oder auch komplette Beschwerdefreiheit ein, die Therapiephase ist damit zunächst beendet. Die eigentlichen – und chronisch weiterbestehenden – Auslöser sind aber in den seltensten Fällen auch nur angesprochen worden.

Das Rezidiv ist vorprogrammiert und bei Beibehaltung dieser Behandlungsschleife auch die Chronifizierung. Bis zu 10% der von Rückenbeschwerden betroffenen Patienten erleiden das Schicksal der Chronifizierung – und verursachen damit $3/4$ der für diese Erkrankungsgruppe entstehenden Kosten. Spätestens jetzt kommen kostenintensive diagnostische Methoden zum Einsatz. Oftmals sind lange Phasen der Arbeitsunfähigkeit zu verzeichnen, diverse und zahlreiche medizinische – konservative wie auch operative – Therapiemaßnahmen schliessen sich an. Gleichwohl bleiben in diesem chronischen Stadium die Erfolgsaussichten gering. Rehabilitationsmaßnahmen sollen die Arbeitsfähigkeit wiederherstellen, das gelingt häufig mit aber zeitlicher Limitierung und die nächste Rehabilitationsmaßnahme schließt sich an. Schließlich wird ein Antrag auf Berentung gestellt. Spätestens jetzt ist neben dem Kostenfaktor auch ein bedeuteder individueller sozialer Faktor zu berücksichtigen: der Verlust des Arbeitsplatzes mit seinen sozialen und finanziellen Folgen droht.

Wie bereits erwähnt, steht der modernen Schulmedizin ein sehr umfangreiches und unter morphologischer Fragestellung betrachtet auch sehr aussagekräftiges Repertoire zur Verfügung. Das beginnt bei den absoluten Basics, also der Anamnese und der körperlichen Untersuchung. Einfache therapeutische Maßnahmen folgen wie z. B. das oberflächliche Einbringen von lokal wirksamen Medikamenten. Je nach Therapieerfolg wird die Arbeitsdiagnose untermauert oder aber widerlegt. Auch relativ kostengünstige physikalische Maßnahmen wie Massage mit Fango, Krankengymnastik und manuelle Therapie sollten in diesem Stadium problemlos einzusetzen sein. Das ist in unserem Gesundheitssystem nicht der Fall. Budgets mit einer für den Laien (und den vernünftig denkenden Experten ebf.) nicht zu durchschauenden immens hohen Regressgefahr für den „Leistungserbringer" (also den Arzt) lassen diese Therapieoption in den Hintergrund geraten. Andere, insbesondere östliche Gesundheitskulturen sind uns da mit Erfolg weit voraus.

Fairerweise muss auch auf die Verpflichtung des Patienten zur aktiven Mitarbeit hingewiesen werden. Das gilt für den Fall einer eingetreten Erkrankung, sollte aber im Sinne eines präventiven Verhaltens schon im Vorfeld betrieben werden. Konkret bedeutet das z.B. regelmäßige Bewegung und Gymnastik, ggf. auch im Verein oder Fitnesscenter. Ein schlechter Stuhl ist auszutauschen (oder auch die Matratze) und die Haltung im Fernsehsessel muss halt mal geändert werden. Leider ist diese Einsicht und die zu fordernde Bewusstseinshaltung bei den Betroffenen nicht immer anzutreffen und eine Änderung nicht zu erzielen. Der Ansatz dazu muss polypragmatisch erfolgen. Die Akteure (Ärzte, BG, Arbeitgeber, Krankenkassen) sollten sich alle in ein Boot setzen und den Patienten mit in die Verantwortung nehmen.

Statt dessen erfolgt immer frühzeitiger eine diagnostische Eskalation mit technischen und nicht mit manuellen Methoden. Das konventionelle Röntgen wird oftmals übersprungen und auch die Computertomographie wird zusehends durch die strahlungsfreie und bei vielen alltäglichen Fragestellungen auch aussagekräftigere Kernspintomographie abgelöst. Weitere diagnostische Methoden werden je nach Bedarf eingesetzt, eine genaue Betrachtung sprengt aber den hier zur Verfügung stehenden Rahmen. Natürlich hat diese Vorgehensweise auch positive Seiten. Eine exakte Pathomorphologie steht den Behandlern nun zur Verfügung und kann eine Behandlungsplanung erleichtern. Forensische (zivilrechtliche) Gründe zwingen immer öfter dazu, diese diagnostische Eskalation zu betreiben, auch wenn so das Prinzip der Wirtschaftlichkeit nach dem Sozialgesetzbuch V u.U. konterkariert wird. Druck auf den behandelnden Arzt entsteht zusätzlich durch den konkreten Patientenwunsch, „mal durch die Röhre geschoben zu werden". Abstrakt versteckt sich dahinter die Vorstellung, seine Beschwerden durch ein eindeutiges fotographisch einzuordnendes Bild und Beweismittel erklärt zu bekommen mit der Konsequenz einer ebenso klaren therapeutischen Entscheidung. Selbstredend ist auch eine Arztpraxis ein Unternehmen mit dem Ziel eines wirtschaftlichen Erfolges.

Nach abgelaufener diagnostischer und auch therapeutischer Kaskade wird ein nicht unerheblicher Prozentsatz der Patienten seine Rückenbeschwerden erstmal los sein, Diagnose und Therapie haben scheinbar – oder auch tatsächlich – zusammengepasst.

Ein anderes Patientenkollektiv hat es da schon sehr viel schwerer: Der Rücken schmerzt und in der Kernspintomographie ist nichts zu sehen. Schnell gerät man da in den Verdacht, frei nach Molière ein „eingebildeter Kranker" zu sein. Irgendwann wird vielleicht sogar ein unberechtigtes Rentenbegehren unterstellt, was angesichts der spezifischen im Internet kursierenden Tips durchaus realistisch sein kann. Umgekehrt gibt es Patienten, bei denen als Nebenbefund schwerste Veränderungen im Bereich der Wirbelsäule diagnostiziert werden. Diese Patienten sind bis dato aber nicht als Wirbelsäulenpatienten auffällig geworden.

Hinter diesem scheinbaren Widerspruch (schwerste Befunde ohne Beschwerden vs. schwerste Beschwerden ohne Befund) versteckt sich die Tatsache, daß Rückenbeschwerden funktionell sein können und dies häufig auch sind. Funktionell bedeutet, dass eben kein korrelierender pathomorphologischer Befund erhoben werden kann.

Für den Akutrückenpatienten kann eine harmlose und reversible muskuläre Verspannung nach Verlegen oder nach klimatischer Einwirkung (Kälteexposition) oder einfach nur eine ungewohnte Belastung der Auslöser sein. Häufig sind anhaltende, aber im Prinzip durch simples Training (Rückengymnastik, Schlingentraining, Vibrationsplatte etc.) zu behebende muskuläre Dysbalancen die Auslöser der Schmerzen und Funktionseinschränkungen.

Oft ohne erklärendes pathomorphologisches Korrelat sind die Beschwerden in der Gruppe der Psychosomatiker. Die Theorie über die Entstehung somatoformer Störungen besagt, daß psychische Störungen neben psychischen auch – oder nur – körperliche Symptome bereiten können.

Das belegen Untersuchungen an Patienten mit nachgewiesener Depressionserkrankung. Signifikant häufiger als beim gesunden Vergleichskollektiv bestehen hier somatische Symptome z.B. in Form von Rückenschmerzen. Andere Beispiele belegen und stützen die Möglichkeit der Somatisierung bei psychischen Erkrankungen.

Sind die Symptome sehr diffus und wenig konkret zuordenbar, ist die Diagnose „psychosomatisch" leichter zu stellen, auch wenn hier ebenso gilt:

Eine körperliche, also somatische Ursache ist differentialdiagnostisch auszuschliessen.

Anders die Patienten, die sich zwar unbewusst aber gezielt ein Erfolgsorgan „aussuchen" und so ganz spezifisch somatische Diagnosen imitieren. Auch wenn prinzipiell alle Organe und Organsysteme dafür in Frage kommen können, wird der Rücken gerne ausgesucht. Der hohe anatomische Komplexitätsgrad mit den anhaltend hohen statischen und dynamischen Belastungen schon im normalen Alltag machen das System „Rücken" anfällig. Zusätzliche anhaltende psychische Belastungen werden von den Betroffenen als Spannungen oder Anspannungen empfunden und äußern sich ganz banal in Verspannungen der Rückenmuskulatur. Das auslösende Agens, also die psychische Belastung wird vom Individuum zunächst nur sehr selten mit den körperlichen Beschwerden im Zusammenhang gesehen, zu sehr hält man sich immer noch in einer mechanistischen Betrachtungsweise über die Entstehung von körperlichen Beschwerden auf, in der diese Brücke zu schlagen nicht usus oder gar verpönt ist.

Allerdings hat Volkes Stimme die Zusammenhänge schon lange durchschaut und diese auch weise kommentiert: „Mir wird das Kreuz zu schwer" oder „mit dem Rücken zur Wand" sind nur Beispiele dafür.

Die psychische Belastungssituation weist einen anhaltenden Verlauf auf, die körperlichen Beschwerden damit auch und die Chronifizierung der Schmerzen ist nicht mehr weit.

Das übliche diagnostische Ablaufschema ist in diesen Fällen als reine Ausschlussdiagnostik geeignet und wird so am Ende den Verdacht einer somatoformen resp. psychosomatischen Störung erhärten. Gleichwohl wird diese Diagnose in einem späten Stadium der bereits eingetretenen Chronifikation erst ins Spiel kommen.

Konventionelle Therapieschemata werden zu Beginn der Krankheitskarriere Linderung bringen. Da diese sich aber an einer somatischen Ursache ausrichten, wird der eigentliche Auslöser nicht beseitigt und Patient wie Behandler finden sich in einer für alle Beteiligten unbefriedigenden Endlosschleife wieder.

Erst wenn die eigentliche Ursache eruiert und akzeptiert wird, kann auch ein erfolgversprechender therapeutischer Ansatz gefunden werden. Meist ist Hilfe zur Selbsthilfe angesagt. Das heißt, die Belastungssituation wird analysiert und Auswege werden gefunden. Dabei kommen die üblichen Maßnahmen zum Einsatz. Bewegung, Sport, Muskelaufbautraining im körperlichen Bereich mit Auswirkungen auf die Psyche. Achtsamkeit, Erlernen bestimmter Verhaltensmuster, Entspannungstechniken, Entschleunigen etc. im psychischen Bereich mit Auswirkung auch auf das Körperempfinden.

Verhaltensänderungen nachhaltig zu etablieren ist bekanntermaßen schwierig und eine Akzeptanz erst gegeben, wenn der Umgebungsdruck ausreichend hoch bis unerträglich geworden ist.

Beim Schmerz ist noch ein weiterer, unter therapeutischen Gesichtspunkten kontraproduktiver Aspekt zu betrachten, die Entwicklung des sog. Schmerzgedächtnisses. Ist der Schmerz chronisch, so kann dieser sich auch nach Ausschalten des eigentlich auslösenden Agens, hier der psychischen Belastungssituation als erstaunlich therapieresistent erweisen. Der Schmerz wird nun vom Gehirn als Normalzustand eingestuft und nicht mehr die Schmerzfreiheit.

Das ist als Plädoyer für eine frühe diagnostische Intervention unter regelhafter Berücksichtigung der Möglichkeit auch einer somatoformen Störung zu sehen. Analog gilt das auch für die therapeutische Intervention. Naturgemäß muß der Patient früh und eng und v.a. aktiv in die Krankheitsbewältigung einbezogen werden.

Als wichtiger Baustein sind immer Präventivmaßnahmen einzusetzen. Das beginnt nicht erst am ergonomisch gestalteten Arbeitsplatz. Maßnahmen, die ein Bewusstsein für den Körper und die Psyche aber auch für psychosomatische Zusammenhänge schaffen, sind Bestandteil eines ganzheitlichen Ansatzes. Eingebunden sind die Krankenkassen, eingebunden sind auch die Arbeitgeber. Gerade unter dem Gesichtspunkt der demographischen Entwicklung (die Auswirkungen sind schon jetzt zu spüren) entwickelt sich die Gesunderhaltung der Mitarbeiter – darin enthalten ist der gesunde Rücken – zu einem zentralen Thema in der Arbeitswelt.

Entspannungsmethoden und Mentales Training zur Krankheitsprävention und Selbsthilfe

Sven Tönnies

Von der Anspannung bis zum Stress

Immer wiederkehrende Phasen der Anspannung und einer darauf folgenden Entspannung sind für unsere körperliche und seelische Entwicklung und für die Lebensqualität unbedingt notwendig. Erst dann, wenn die Art oder das Ausmaß der Anspannung die Belastungsgrenze übersteigt, spricht man vom Stress. Der Begriff bezeichnet einen meist negativen Zustand von außergewöhnlich starker körperlicher, seelischer oder geistiger Anspannung und Druck, hervorgerufen durch Anforderungs- und Anpassungsleistungen auf außergewöhnliche Situationen, die einen kognitiv, emotional und verhaltensmäßig aus dem persönlichen Gleichgewicht bringen können:

- *Kognitive Stressreaktionen.* Dauerstress führt zur Einengung von Wahrnehmung und Informationsaufnahme (Scheuklappeneffekt). Auch Lern- und Gedächtnisleistungen nehmen merkbar ab. Dieser Zustand führt u. a. zu: Denkblockaden oder Leere im Kopf (Blackout), Gedankenkreisen (Grübeln), Gedächtnis- und Konzentrationsstörungen, eingeengtem oder irrationalen Denken und Realitätsflucht in Tagträumen.

- *Emotionale Stressreaktionen.* Es entstehen bei Dauerstress unterschiedliche Gefühlszustände, die letztlich dem urzeitlichen Grundmuster Aggression (bei Angriffstendenz) und Angst oder Hilflosigkeit (bei Fluchttendenz) entsprechen. Im Einzelnen finden sich Symptome wie: Gereiztheit und Aggressivität, Unsicherheit, Angst und Panik, Unausgeglichenheit und Nervosität, Depressivität und Apathie (Teilnahmslosigkeit).

- *Verhaltensbezogene Stressreaktionen.* Eine längerfristige geistige, emotionale und körperliche Überforderung führt häufig zum „Burnout-

Syndrom" (das Gefühl des Ausgebranntseins), das zunächst bei Vertretern der helfenden Berufe (Rettungsdienstmitarbeiter, Pflegekräfte, Sozialarbeiter, Psychotherapeuten, Ärzte u.a.) als eine Erschöpfung der Energiereserven beschrieben wurde, wenn sie sich von den Problemen ihrer Patienten überfordert fühlten. Inzwischen weiß man, dass unter gewissen Voraussetzungen jeder Mensch ein Burnout-Syndrom entwickeln kann.

Neben dem Arbeitsklima und den Arbeitsbedingungen begünstigen zwei Faktoren das Auftreten eines Burnouts:
- Wenn man selbst unerreichbare Ziele anstrebt oder auf Dauer unerfüllbaren Anforderungen nachkommt bzw. einem diese durch Vorgesetzte oder Institutionen vorgegeben werden.
- Wenn man sich selbst von den Wünschen (z. B. der Kunden oder Patienten) und Forderungen (z. B. der Vorgesetzten oder Institution) nicht oder zu wenig abgrenzen kann.

Die Folgen der Stressbelastungen sind eine allgemeine Schwächung des Immunsystems sowie psychosomatische Beschwerden und Erkrankungen wie zum Beispiel erhöhter Blutdruck und Herz-Kreislauf-Störungen bis hin zum lebensbedrohlichen Herzinfarkt. Längerdauernder Stress wirkt sich andererseits nicht nur körperlich aus, sondern beeinflusst ebenfalls auch unser Denken, gefühlsmäßiges Erleben und Handeln, und kann so psychische Störungen wie Ängste und Depressionen auslösen.

Im Zusammenhang mit dem Arbeitsstress haben die gesundheitlichen Erkrankungen zugenommen. Im Vergleich zu 2005/6 sind die Beschwerden und Schmerzen im Haltungsapparat (Muskeln und Skelett) weiter angestiegen, so die Rückenschmerzen sowie Schmerzen im Schulter-Nacken-Bereich und den Gliedmaßen. Außerdem haben psychovegetative Beschwerden wie Müdigkeit, Mattigkeit, Erschöpfung, Schlafstörungen, Nervosität und Reizbarkeit sowie Niedergeschlagenheit zugenommen.

Fast 17 % der deutschen Berufstätigen fühlten sich in den letzten zwölf Monaten häufig in der Arbeitszeit sowohl körperlich als auch emotional erschöpft. Diese Symptome können Hinweise auf depressive Störungen oder auch Warnzeichen für einen bevorstehenden Burnout sein. Insgesamt betrachtet hat sich der subjektive Gesundheitszustand weiter verschlechtert, und der Arbeitsstress zeigt negative Auswirkungen insbesondere auf das Herz-Kreislauf-System.

Entspannungsverfahren zur präventiven Selbsthilfe gegen Stress und Erkrankungen

Es gibt unzählige Varianten von Entspannungstechniken und deren Systematisierung, von denen einige hier beispielhaft danach unterschieden werden, ob sie im therapeutischen Setting eingesetzt, mit Hilfe eines „Entspannungsgerätes" praktiziert werden oder selbst (autogen) durchführbar sind und auf körperlichen oder geistigen (mentalen) Praktiken beruhen (Tönnies, 2008).

Unterscheidung von ausgewählten Entspannungs- und Suggestionsverfahren

Therapeutisch induziert	Hypnosen	Systematische Desensibilisierung	Stressimpfungstraining
Apparativ unterstützt	Biofeedback	Mind-Machines	Musik-Meditation
Autogen – körperorientiert	Progressive Relaxation	Autogenes Training (Unterstufe)	
	Feldenkrais	Yoga	Qigong
Autogen – mental	Autogenes Training (Oberstufe)	Selbstsuggestive Verfahren – z.B. Positives Denken, Visualisierungsübungen	
	Mantra-Meditation	Zen-Meditation	

(aus Tönnies, 2008)

Alle Entspannungsverfahren führen zu unmittelbar körperlichen Veränderungen, die Kennzeichen einer Entspannungsreaktion sind und den uns beeinträchtigenden Stressreaktionen genau entgegengesetzt sind. Die stressbedingte Spannung und Erregung gehen über in Lösung und Beruhigung, was Ausdruck der körperlichen Normalisierung und Harmonisierung („biophysiologische Entspannungsreaktion") in den folgenden Bereichen ist:

Neuromuskulär (Entspannung der Skelettmuskulatur, Abnahme der Reflextätigkeit), *kardi-ovaskulär* (periphere Gefäßerweiterungen mit

Steigerung der Durchblutung und Hauttemperatur, geringfügige Verlangsamung des Pulsschlages, Senkung des arteriellen Blutdrucks), *respiratorisch* (Verminderung der Atemfrequenz und -tiefe, gleichmäßiger Atemrhythmus, Abnahme des Sauerstoffverbrauches), *elektrodermal* (Zunahme des Hautwiderstandes) und *zentralnervös* (Veränderung der Hirnwellenaktivität).

In Abhängigkeit von dem jeweiligen Entspannungsverfahren führen diese im weiteren auch zu unterschiedlich ausgeprägten positiven Veränderungen im Denken und Gefühlsbereich:

Mental (assoziativ gelockerter Denkablauf, bewertungsfreies Denken, Erhöhung der Wahrnehmungsschwelle: während der Übung werden Außenreize kaum oder gar nicht mehr wahrgenommen, geistige Frische: nach der Übung Gefühl des geistigen Ausgeruhtseins) und *emotional* (Ruhetönung, emotionale Distanzierung: Gefühle – insbesondere Angst – treten kaum noch auf).

Längerfristig führt die regelmäßig trainierte Entspannungsreaktion zu Einstellungs-, Erlebens- und Verhaltensänderungen, indem man bewusster und sorgsamer mit sich umgeht, die Stresstoleranz erhöht sowie die seelisch-körperliche Fitness steigert. Hierzu gehört eine ausgewogene Ernährung, die Einschränkung von Genussmitteln wie Tabak und Alkohol sowie kein Drogenmissbrauch.

Welches Entspannungsverfahren ist für welche Person geeignet?

Hier lassen sich nur grobe Hinweise geben: Generell sollte geklärt werden, in welcher Art eine Person mit sich umgeht. Ist sie zum Beispiel gewohnt, sich mit ihren Körper intensiv auseinanderzusetzen, so spricht dies zunächst für eine körperlich orientierte Entspannungstechnik wie die Progressive Muskelentspannung. Ist der Klient in seinem Denken und Handeln eher „westlich" orientiert, so wird er vermutlich eher zum Autogenen Training Zugang finden, das ihm mit systematisch aufeinander aufbauenden Formeln und Übungen entgegenkommt.

Umgekehrt kann es therapeutisch sinnvoll sein, dem Interessierten gerade ein solches Entspannungsverfahren zu vermitteln, das ihm erst einen

Zugang zu bislang nicht beachteten Anteilen seiner Person ermöglicht. So können zum Beispiel Personen, die auf Stress-Situationen mit psychosomatischen Störungen reagieren, durch körperlich orientierte Entspannungsverfahren einen ersten Zugang finden, sich ihrer somatischen Reaktionen eher bewusst zu werden. Unter Berücksichtigung dieser allgemeinen Leitgedanken sollte man erste Erfahrungen in verschiedenen Entspannungsverfahren machen und erst danach die Entscheidung für sein Verfahren treffen.

Bei welchen seelisch-körperlichen Störungen sind Entspannungsverfahren hilfreich bzw. kontraindiziert?

Zunächst muss in jedem Fall attestiert sein, dass dem entsprechenden Entspannungsverfahren nicht bestimmte körperliche Beeinträchtigungen oder Erkrankungen entgegenstehen. So muss u. a. beim Autogenen Training, der Transzendentalen Meditation und der Muskulären Tiefenentspannung insbesondere auf das Herz Kreislauf System geachtet werden. Allgemein sollten bei psychosomatischen Erkrankungen etwaige Entspannungsübungen immer in Rücksprache mit dem behandelnden Facharzt durchgeführt werden.

Problematisch und eher abzuraten sind autosuggestive geistig-seelische Entspannungsverfahren bei Personen, bei denen eine psychiatrische Behandlung angezeigt ist oder war. Ebenfalls kontraindiziert sind Entspannungsverfahren bei Personen mit starken sozialen Ängsten, da sich derart beeinträchtigte Personen durch unkontrollierte und exzessive Ausübungen von Entspannungspraktiken (insbesondere Meditation) noch mehr von anderen isolieren können. Bei Personen, die sich mit einschneidenden (traumatisierenden) negativen Erlebnissen noch nicht hinreichend auseinandersetzen können oder wollen, besteht die Gefahr, dass derartig verdrängte Erfahrungen in der Introspektion „wieder hochkommen und die Person überwältigen", was dann ohne therapeutische Unterstützung nicht adäquat aufgefangen und aufgearbeitet werden kann. Bei Suchtkranken ist die Neigung zu beobachten, dass Entspannungsverfahren zu einer Ersatzdroge werden, wie es auch von Personen mit extremen Meditationserfahrungen berichtet wird.

Andererseits können Entspannungsverfahren einen positiven Einfluss auf die allgemeine Lebensführung haben. Werden Entspannungsübungen etwa zweimal täglich für maximal 20 Minuten in der Regel morgens und am späten Nachmittag durchgeführt, so ist damit jeweils eine Umschaltung auf den Arbeitstag und die anschließende Freizeit verbunden. Dadurch stellt sich ein gewisser Lebensrhythmus ein, der auch in belastenden Momenten stabilisierend wirkt. Demgemäß ist es günstiger, mit der regelmäßigen Einübung einer Entspannungstechnik bereits präventiv in einem günstigen seelischen Zustand zu beginnen, um in belastenden Lebenssituationen eine Selbsthilfe zur seelischen Stabilisierung zu haben.

So sind die verschiedenen Entspannungsverfahren allgemein geeignet, die Auswirkungen von psychosozialen und körperlichen Stressoren zu reduzieren. Darüber hinaus haben sie die Zentrierung auf die eigene Person, die kontemplative und angstfreie Selbstbeobachtung und Selbstauseinandersetzung zum Ziel. So können etwa Personen, die wenig selbsteinfühlend sind und auch als „alexithym" bezeichnet werden, durch bestimmte Entspannungstechniken ein höheres Ausmaß an Selbstöffnung erreichen. Auch erscheinen gerade körperlich orientierte Entspannungsverfahren für psychosomatisch Beeinträchtigte geeignet, um sie sensibler für ihre seelisch körperlichen Zusammenhänge zu machen, was ihnen die Auseinandersetzung mit den zugrundeliegenden psychosozialen Konflikten erleichtert.

Die Entspannungsverfahren können auch Ängste reduzieren, wie sie wohl jeder von uns vor und in gewissen Situationen (z. B. Prüfungen) schon erlebt hat: So kann der Übende zukünftige Situationen für sich entspannt und weitgehend angstfrei vorwegnehmen und erfahren oder auch durch bestimmte Vorsatzformeln sich selbst für die zukünftigen Situationen das gewünschte Verhalten suggerieren (z. B. „in der Prüfung bin ich ganz ruhig").

Entspannungsverfahren zur Krankheitsprävention und Rehabilitation

Zur Prävention und Rehabilitation: Das Immunsystem kann derart beeinflusst werden, dass die körperlichen Abwehrkräfte gestärkt werden. Patienten können besser auf chirurgische Operationen (Herzchirurgie) vorbereitet werden. Entspannungstechniken können ebenfalls die Krankheitsbewältigung fördern, insbesondere nach Herzoperationen (Herzinfarkt u. a.).

Zur Linderung körperliche Erkrankungen wie z. B.: Asthma; Essentielle Hypertonie; Herz-Kreislauf-Erkrankungen (periphere Durchblutungsstörungen, Angina pectoris); Darmerkrankungen (Morbus Chron, Colitis ulcerosa, Colon irritable); Schmerzen (Spannungskopfschmerzen und Migräne, Rückenschmerzen); Vegetative Dystonie (körperliche und psychische Erschöpfungszustände, Nervosität und innere Anspannung); Schlafstörungen; Hörsturz; Tinnitus.

Bei psychischen Störungen zur Behandlung und Selbsthilfe vor allem von Ängsten und Phobien: Prüfungsängste können verringert werden; bei allgemeinen Ängsten kommt es vielfach zu Verbesserungen. Ferner positive Ergebnisse bei Agoraphobie, Klaustrophobie, Höhenangst und Zahnbehandlungsphobie; Behandlung von funktionellen Herzbeschwerden (Herzphobie).

Von den suggestiven Entspannungsverfahren zum Mentalen Training

Das Mentale Training beschränkt sich inzwischen nicht mehr allein auf die körperliche Leistungssteigerung von Sportlern, sondern wird als „Managementtraining" oder „Coaching" für Leitungs- und Führungskräfte der Wirtschaft und insbesondere auch in der Psychotherapie angewandt. So hat der amerikanische Psychologe Donald W. Meichenbaum bereits in den 70er Jahren therapeutische Selbstinstruktionstrainings in Kombination mit Relaxationsmethoden zur Bewältigung von Belastungs- und Stress-Situationen entwickelt. Die weiteren vor allem von den amerikanischen Verhaltenstherapeuten Albert Ellis und Aaron T. Beck begründeten kognitiven Therapieansätze haben das gemeinsame Prinzip, über die Veränderung der Gedanken und Überzeugungen einen Einfluss auf die psychische Befindlichkeit zu nehmen. Insbesondere bei Beck und den weiterentwickelten kognitiven Therapien wird dem Mentalen Training in Form von therapeutischen Hausaufgaben eine große Bedeutung zugemessen. Hierbei geht es vor allem um die tägliche Buchführung der beeinträchtigenden Gedanken und das Eintragen alternativer, realistischer und konstruktiver Gedanken, die im inneren Dialog eintrainiert werden müssen. Die aus den Psychotherapien abgeleiteten mentalen Trainingsformen geben damit konkrete Anleitungen zur Selbsthilfe für alltägliche Problemsituationen.

Das hier beschriebene Trainingsprogramm (Tönnies, 2010) wurde aus einer Kombination von Elementen des Mentalen Trainings und Techniken der kognitiven Therapien mit dem Ziel entwickelt, die dysfunktionalen automatischen Kognitionen durch konstruktive Selbstsuggestionen zu ersetzen.

Vor dem eigentlichen Trainingsprogramm steht 1.) die Bewusstmachung und Eigendiagnostik der autosuggestiven Kognitionen, an die sich 2.) die differenzierte Auseinandersetzung mit den negativen und teilweise auch positiven Kognitionen anschließt. Die weiteren Trainingsschritte sind 3.) die Löschung der negativen Selbstkommunikation und 4.) die Neuprogrammierung konstruktiver Gedanken.

1. *Diagnostik der autosuggestiven Kognitionen:* Zur klinischen Diagnostik der automatischen Gedanken wurde das *Hamburger Kognitionsinventar* (HAKI; Tönnies, 1997) entwickelt. Zur Eigendiagnostik für Laien bietet sich auch ein informeller Test an (Tönnies, 2010), der zwischen Personen mit folgenden „Gedankenmustern" unterscheidet: Typ A) Menschen mit angemessenen, realistischen Gedanken; Typ B) Personen mit äußerst positiven Kognitionen, die eine realistische Selbstauseinandersetzung nicht zulassen; Typ C) Menschen mit überwiegend negativen und pessimistischen Gedanken, die Ausdruck einer allgemein depressiven Grundstimmung sein können; Typ D) Menschen mit überzogen negativen und angstbesetzten Kognitionen und teilweise auch Zwangsgedanken- und Handlungen; Typ E) Personen mit wenig gedanklicher Selbstauseinandersetzung, was ein Hinweis für eine „alexithyme Persönlichkeit" sein kann.

2. *Die Selbstauseinandersetzung mit den selbstsuggestiven Gedanken* unterstützt zum einen die Bewusstmachung und Eigendiagnostik dysfunktionaler Kognitionen und hat das weiterführende therapeutische Ziel, den negativen Einfluss von pessimistischen (s. Typ C) und angstbesetzten (s. Typ D) Gedanken auf die entsprechenden Gefühle und Handlungen zu unterbinden. Dazu werden die Übenden in Relaxations-

methoden (Autogenes Training, Meditation) eingeführt und lernen, sich im tiefen Zustand der Entspannung angstfrei und ohne negative Bewertungen mit den sonst dysfunktionalen Gedanken auseinanderzusetzen. Diese Erfahrung führt auch außerhalb der Entspannung zu der „wait them out" Haltung, also vormals depressionsfördernde und angstauslösende Gedanken „auszusitzen" und spannungsfrei abzuwarten, bis sie sich gelegt haben und keinen negativen Einfluss auf die Gefühle und das Verhalten nehmen können.

3. *Die Löschung der negativen Selbstkommunikation* sollte erst erfolgen, nachdem man sich mit deren Ursachen und Folgen auseinandergesetzt hat. Ein verfrühtes Unterbinden von negativen Selbstkognitionen verhindert eine realistische Selbstauseinandersetzung mit alltäglichen Belastungssituationen und Live-Events (s. Typ B) und verstärkt ebenfalls die Neigung zu einer „alexithymen Persönlichkeit" (s. Typ E).

Die Verminderung und Unterbrechung negativer Kognitionen erreicht man durch verschiedene selbstsuggestive Methoden, die entsprechend der Compliance eingesetzt werden können: so zum Beispiel die Methode des „Gedankenstoppens" und die von dem deutschen Psychotherapeuten Reinhard Tausch weiterentwickelte Form des „Grübel-Stop". Beim Bemerken negativer und grüblerischer Gedanken sagt man hierbei nicht nur laut „Stop!" zu sich, sondern lenkt gleichfalls seine Gedanken auf positive Aktivitäten und leitet entsprechenden Verhaltensänderungen ein. Einen mehr selbstsuggestiven Charakter haben Übungen, die in meditativer Form, etwa über die Zentrierung auf die Atmung oder dem Denken eines Mantras, die negativen Gedanken unterbinden, sowie auch Visualisierungsübungen (Tönnies, 2008), die unterstützend den bildhaften inneren Dialog ansprechen, um frei von derartig beeinträchtigenden Gedanken zu werden.

4. *Die Neuprogrammierung konstruktiver Gedanken* geschieht nach der „Spaltentechnik" (Tönnies, 2010), die ihren Ursprung in der Kognitiven Therapie nach Beck hat. Dabei führt man eine Art Tagebuch, in welchem das jeweilige Ereignis protokolliert wird, das etwa eine depressive Reaktion ausgelöst hat.

Ein Beispiel (Tönnies & Tönnies, 2013): Eine leitende Angestellte ist (entsprechend ihres Protokolltagebuchs) *„nach einem langen und beruflich äußerst belastenden Arbeitstag völlig erschöpft heimgekommen".*

Eigentlich hätte sie sich jetzt entspannen und wieder Kraft tanken können, aber *„aus Angst zusammenzubrechen, mit starken Rückenschmerzen auf dem Sofa untätig liegen geblieben".* Der Frau war durch die vorausgegangenen Stressprotokolle deutlich geworden, dass ihre massive Stressreaktion nicht zwangsläufig eine Folge der Arbeitsbelastung war, sondern daher rührte, dass ihr zu Hause ständig belastende Gedanken durch den Kopf gingen, und sie in dem aktuellen Fall zu sich gesagt hatte: *„Ich muss den Arbeitsbericht unbedingt bis morgen fertig haben!"* ... *„aber ich muss mich doch auch um den Haushalt kümmern, was denkt sonst mein Mann von mir?"* ... *„und auch meiner Tochter wollte ich noch in Mathe helfen".* Was schließlich in dem entmutigenden und hoffnungslosen Gedanken mündete: *„Ich schaff das alles nicht mehr"!*

Nach der Analyse dieser destruktiven und stressfördernden Gedanken, die man in das Stressprotokoll einträgt, werden an deren Stelle konstruktive und optimistische Gedanken erarbeitet, die sich positiv auf die Stimmungslage auswirken. Diese Gedanken sollten nicht negativ bewertend, sondern zuversichtlich aber dabei realitätsangemessen formuliert sein.

So hat sich in diesem Beispiel die arbeitstätige Mutter überlegt, dass sie gedanklich auch anders reagieren und mehr an sich hätte denken können, indem sie etwa folgendes zu sich sagt: *„Ich bin nicht allein für den Haushalt zuständig, was denkt eigentlich mein Mann von mir"?* Und: *„Meine Tochter wird es mir sicher nicht übelnehmen, wenn ich die Nachhilfe heute auslasse".* Daraus folgen dann die zuversichtlichen und problembewältigenden Gedanken: *„Der Bericht ist ja schon fast fertig, dann schaff ich den Rest sicher auch. So gesehen, schaff ich das genauso gut wie früher"!*

Diese für das problematische Ereignis gefundenen konstruktiven und optimistischen Gedanken werden wie im Beispielprotokoll eingetragen und danach mental eintrainiert. Dabei sollte man sich die aufbauenden Selbstäußerungen nicht nur in Gedanken, sondern Zuhause auch laut vorsagen. Zusätzlich helfen „Erinnerungskärtchen" mit derartigen optimistischen Leitgedanken, die man gut sichtbar in der Wohnung platziert. Außerdem können die Gedanken bei Entspannungsübungen „meditiert" und damit noch tiefer verankert werden.

Dieses Mentale Training ist nicht nur eine selbstsuggestive Technik zur Förderung konstruktiver Gedanken und Einstellungen für Problem- und

Belastungssituationen. Das realistisch-optimistische Denken unterstützt auch die Bewältigung von psychischen Problemen wie Depressionen und Angststörungen sowie organischen Erkrankungen. Und derart zuversichtliche Überzeugungen führen langfristig zu einem verbesserten Selbstwertgefühl und einer positiveren Lebenseinstellung.

Literatur

Tönnies, S. (1997). Hamburger Kognitionsinventar (HAKI). Weinheim: Beltz Test.

Tönnies, S. (2008). Entspannung, Suggestion, Hypnose. Praxisanleitungen zur Selbsthilfe und Therapie (3. Aufl.). Kröning: Asanger.

Tönnies, S. (2010). Mentales Training für die geistig-seelische Fitness. Ein Ratgeber bei belastenden Gedanken und Stress im Alltag. (6. Aufl.). Kröning: Asanger.

Tönnies, S. & Tönnies, T. (2013). Gesundheit, Wellness, Fitness. Ein Hometrainer zur Krankheitsprävention. Kröning: Asanger.

Burnout – Prävention und Intervention im Arbeitsleben

Roland Portuné

1. Feuer, brennen, ausgebrannt – der große „Erfolg" der Metapher „Burnout"

Während die Berichte der Krankenversicherungsträger belegen, dass Depression und Angststörung die Liste der durch psychische Störungen bzw. Erkrankungen verursachten Arbeitsunfähigkeits-Tage anführen, scheint die öffentliche Diskussion eher Burnout im Blick zu haben. Das „Ausbrennen" als starke und sozial halbwegs akzeptierte Metapher hat in den letzten Jahren den Sprung geschafft ins Rampenlicht der Talkshows und des breiten medialen Interesses. Warum ist das so?

Feuer und Licht sind für uns Menschen seit jeher Phänomene von existenzieller Bedeutung. Folgerichtig hielten diese auch im übertragenen Sinn Eingang in unsere Sprache, unser Denken und Fühlen und erzielen als Metaphern besonders starke Aussagekraft. Für etwas „brennen", Dinge tun in einem „Feuereifer" – das hört sich nach Begeisterung an, nach positiven Emotionen, nach Spaß und Erfolg. Leicht „springt dabei der Funke über" und „entzündet" auch in anderen die Begeisterung, die man selbst verspürt. Durchaus auch schon mit einer gewissen Aufgabe der eigenen Persönlichkeit verbunden kann es sein, in Liebe zu „entflammen", und mit „brennendem Herzen" angesichts entsprechender Wahrnehmungen quasi „dahinzuschmelzen", wobei, wie der Volksmund behauptet, insbesondere „alte Scheunen lichterloh brennen" sollen. Während bereits die zuletzt genannten Aspekte zumindest ambivalent einzuschätzen sind, haben insbesondere auch die mit der Wirkung des Feuers verbundenen negativen Erfahrungen die Menschheit seit jeher geprägt, wie Brandkatastrophen durch Kriege, Blitzschlag oder Brandstiftung bezeugen. „Wehe, wenn sie losgelassen..." wie bereits Schiller in seinem Lied von der Glocke den Wandel von der wohltätigen zur destruktiven Kraft des Feuers beschreibt.

Burnout als das „Ausbrennen" im übertragenen Sinn impliziert, vorher *gebrannt* zu haben, *für etwas gebrannt* zu haben, mit Begeisterung und Erfolg tätig gewesen zu sein. In der Einschätzung durch die westlich geprägte Leistungsgesellschaft scheint ein solches „Ausbrennen" deutlich leichter einzugestehen zu sein, als eine Depression oder eine Angststörung. Wer die „Kerze an zwei Enden brennen" ließ, somit überaus fleißig, intensiv und engagiert zuwerke gegangen ist, scheint eher so etwas wie ein „Anrecht" darauf zu haben, „ausgebrannt" und damit eben nicht mehr leistungsfähig zu sein – ganz im Gegensatz zu Menschen mit Depressionen oder anderen psychischen Erkrankungen, denen gegenüber die Gesellschaft zumeist mit Unkenntnis, Furcht und Stigmatisierung entgegentritt (Sheehy & Cournos 1996). Während dadurch einerseits der Tabuisierung psychischer Erkrankungen entgegengewirkt wird, besteht andererseits die Gefahr einer weitergehenden Stigmatisierung, wie die Deutsche Gesellschaft für Psychiatrie, Psychotherapie und Nervenheilkunde (DGPPN) in ihrem Positionspapier zum Burnout hinweist: Wird noch weiter polarisiert und Burnout als Angelegenheit der Leistungsträger, der „Starken" dargestellt, um demgegenüber die Depression dann als Erkrankung der (anlagebedingt) „Schwachen" zu sehen, werden dadurch Menschen, die an Depressionen leiden, noch weiter abgewertet und stigmatisiert. Darüber hinaus erfolgt durch das „erfolgreiche" Metapher Burnout auch eine zunehmende Trivialisierung des Themas – eine „Popularitätsfalle", wie Schaufeli und Enzmann (1998) formulierten. Sollte also darauf verzichtet werden, das Thema ernsthaft anzugehen?

2. Wer hat's erfunden? – Burnout konzeptionell

Besonders stark ausgeprägte Erschöpfungszustände sind keine Erfindung der Neuzeit sondern in verschiedenen historischen Schilderungen anzutreffen, so z. B. bereits auch schon in der Bibel bei Elias und Moses (vgl. Burisch 2010).

Der Begriff „Burnout" im arbeitspsychologischen Zusammenhang wurde geprägt von Freudenberger (1974), der erstmalig arbeitsbedingte Erschöpfungssymptome unter dieser Bezeichnung beschrieb. In der zwischenzeitlich sehr weit verbreiteten Konzeption von Maslach und Jackson

(1981) liegt mit dem „Maslach Burnout Inventar" (MBI) ein Messinstrument vor, das folgende Dimensionen beinhaltet:

- emotionale Erschöpfung
- Depersonalisation / Zynismus
- Gefühl verringerter Leistungsfähigkeit
- Rückgang arbeitsbezogener Motivation

Auch im deutschsprachigen Raum sind dadurch viele Forschungsarbeiten und Veröffentlichungen angeregt worden. Zur Entstehung von Burnout hat Burisch (2010) ein Phasenmodell entwickelt, das den schleichenden Verlauf von der anfänglich positiv bewerteten (Hyper-)Aktivität bis hin zum von Verzweiflung geprägten Endstadium schildert. Ergänzend dazu hat Demerouti (2010) gezeigt, dass zwischen Arbeitsanforderungen, Ressourcen, Engagement und Burnout ein komplexes Wechselspiel zu berücksichtigen ist.

Tabelle 1: Phasenmodell Burnout nach Burisch (2010).

1. Warnsymptome der Anfangsphase
   - Überhöhter Energieeinsatz (z. B Hyperaktivität und freiwillige unbezahlte Mehrarbeit und Verleugnung eigener Bedürfnisse)
   - Erschöpfung (z. B. Energiemangel, Unausgeschlafenheit)

2. Reduziertes Engagement
   - für Klienten und Patienten (z. B Verlust positiver Gefühle, grössere Distanz gegenüber Klienten)
   - für andere allgemein (z. B Verlust von Empathie, Auftreten von Zynismus)
   - für die Arbeit (z. B Desillusionierung, Widerwillen und Überdruss, Fehlzeiten)
   - erhöhte Ansprüche (z. B Gefühl mangelnder Anerkennung und/ oder Gefühl, ausgebeutet zu werden)
3. Emotionale Reaktionen
   - in Form von Depressionen (z. B Schuldgefühle, Insuffizienzgefühle, Selbstmitleid)
   - in Form von Aggressionen (z. B Vorwürfe an andere, Reizbarkeit, Schuldzuweisungen, Launenhaftigkeit)

4. Abbau
   - der kognitiven Leistungsfähigkeit (z.B Desorganisation, Entscheidungsunfähigkeit, Konzentrationsschwäche)
   - der Motivation (z.B Dienst nach Vorschrift, verringerte Initiative)
   - der Kreativität (z.B verringerte Phantasie und Flexibilität)
   - Entdifferenzierung (z.B rigides Schwarzweissdenken, Widerstand gegen Veränderungen aller Art)

5. Verflachung
   - des emotionalen Lebens (z.B. Gleichgültigkeit)
   - des sozialen Lebens (z.B. Meidung informeller Kontakte, Einsamkeit)
   - des geistigen Lebens (z.B Aufgabe von Hobbys, allgemeines Desinteresse)

6. Psychosomatische Reaktionen (z.B in Form von Schlafstörungen, Kopfschmerzen, Atembeschwerden etc.)

7. Verzweiflung: Gefühl der Hilflosigkeit, Hoffnungslosigkeit bis hin zu Selbstmordabsichten

Bei der Betrachtung der Phasen wird deutlich, dass viel dafür spricht, Burnout weniger als Zustand denn als Prozess aufzufassen.

3. Burnout und der Bezug zum Arbeitsleben – Modediagnose, Krankheit oder „nur ein Problem der Lebensbewältigung"?

In der aktuell gültigen „International Classification of Diseases" (ICD 10) ist Burnout nicht als eigenständige Erkrankung bzw. Störung, jedoch als Zusatzdiagnose Z-73 vermerkt. Damit findet es sich im Themenfeld der „Probleme mit Bezug auf Lebensschwierigkeiten" neben anderen Phänomenen wie z.B. „Einschränkung von Aktivitäten durch Behinderung" oder „Stress, andernorts nicht klassifiziert". Somit handelt es sich aus Sicht des ICD 10 nicht um eine Erkrankung. Was ist es aber dann? Ein „Syndrom"?

Eine verschleierte Depression? Oder gar ein „vermeidbarer Arbeitsunfall der Moderne" (Kleinschmidt 2007)?

Neben der Depression als möglichem Hintergrund fasst Manz (2009) eine Fülle weiterer Diagnosen zusammen, die gestellt werden, wenn Personen aufgrund von Burnout erkranken oder gar berentet werden. Im einzelnen handelt es sich dabei um die „nicht differenzierte somatoforme Störung" (ICD 10, F 45.1), die „Neurasthenie" (ICD 10, F 48.0), das „Depersonalisations- und Derealisationssyndrom" (ICD 10, F 48.1), die „Anpassungsstörung" (ICD 10, F 43.2) oder das „Chronic Fatigue Syndrom" (ICD 10, G 93.3).

Die Eigenständigkeit des Konzepts wird unterschiedlich betrachtet und bewertet. Auch Burnout-Forscher gestehen ein, dass Burnout im fortgeschrittenen Prozess vom Vollbild einer Depression nur schwer zu unterscheiden ist (Burisch 2010). Ob Burnout als Krankheit zu betrachten ist oder nicht wird z. B. in einer entsprechenden „Pro" und „Contra" Gegenüberstellung durch Ahrens und Pohl (2013) diskutiert. Einleitend wird dazu gefragt: „Geht es also nur um ein Problem der Lebensbewältigung oder steckt mehr dahinter?" (ebd. S. 186). Für ein Ernstnehmen als Erkrankung spricht nach Ahrens, dass Burnout als Risiko-Zustand zu sehen ist, der zu definierten Erkrankungen führen kann. Positiv gedacht besteht damit die Chance, dass Menschen mit entsprechenden Symptomen diese ernst nehmen und sich frühzeitig in eine Therapie begeben. „Contra" gibt hingegen Pohl, der Burnout als ein „als Krankheit missverstandenes soziokulturelles Problem" betrachtet. Demzufolge müsse in den Unternehmen darauf hingearbeitet werden, dass psychosoziale Belastungsaspekte ohne Tabuisierung angesprochen und konstruktiv bearbeitet werden können. Für die betriebliche Praxis sind derlei definitorische Kontroversen allerdings nur bedingt von Nutzen. Fehlen Beschäftigte aufgrund von Problemen in ihrer Lebensbewältigung – oder fehlen sie aufgrund einer „Krankheit Burnout"? Nur am Rande sei darauf hingewiesen, dass das Phänomen Burnout nicht vorstellbar ist ohne den Bezug zu Problemen der Lebensbewältigung, so dass sich die Diskussion letztlich zuspitzt zur Frage, ob man die dabei beobachtbaren Phänomene als Krankheit definieren möchte oder nicht.

Auch wenn Burnout im ICD-10 wie beschrieben nicht als psychische Erkrankung klassifiziert wird, ist festzustellen, dass sich zwischenzeitlich die

Auffassung durchzusetzen scheint, dass Burnout als ein Beschwerdebild zu betrachten ist, das unbehandelt zu psychischen Erkrankungen führen kann (DGPPN, 2012; Shirom et al., 2005). Im genannten Positionspapier wird aufgrund des Bezugs zum Kontext der Arbeitswelt auch betont, dass die Burnout-Prävention nicht primär Aufgabe des medizinischen Versorgungssystems ist. Stattdessen sind insbesondere die Sozialpartner in der Pflicht, gemeinsam mit der Politik, den Krankenkassen und den Betriebsärzten des innerbetrieblichen Gesundheitsmanagements geeignete Strategien der Burnout-Prävention zu entwickeln.

Gänzlich gegen die Verwendung des Burnout-Begriffs führt hingegen Hegerl (2012) in einer zugespitzten Pressemitteilung der Stiftung Deutsche Depressionshilfe „5 Gründe gegen das Modewort Burnout" ins Feld. Da der Burnout-Begriff nicht klar definiert sei, komme es dabei zu einer bunten Sammlung verschiedenster psychischer Störungen, sehr häufig sei jedoch eine Depression die eigentliche Ursache. Die dafür angemessene Behandlung werde jedoch dann mangels richtiger Diagnose nicht durchgeführt. Rau, Gebele, Morling und Rösler (2010) bezogen sich in ihrer Studie explizit auf depressive Störungen und mögliche Bezüge zu arbeitsbedingten Ursachen. Dabei untersuchten sie Arbeitsplätze aus den Branchen Banken und Versicherungen, Gesundheitswesen und Öffentlicher Dienst mithilfe objektiver und subjektiver Arbeitsanalysen. Mit Bezug auf das Demand-Control-Modell von Karasek und Theorell fanden sich Zusammenhänge zwischen der Arbeitsintensität und depressiven Störungen: Je höher die objektiv bewertete Arbeitsintensität, desto häufiger trat Major Depression und Depressivität auf.

Interessante Belege für differentielle Zusammenhänge zwischen dem Arbeitsmerkmal, beruflich mit Menschen arbeiten zu müssen und arbeitsbedingter psychischer Erschöpfung fanden Hasselhorn und Nübling (2004). Sie untersuchten 30 693 Erwerbstätige aus 67 Berufsgruppen, die mindestens 20 Wochenstunden erwerbstätig waren. Dabei fanden sie, dass Lehrerberufsgruppen (Sonderschullehrer, Berufsschullehrer, Realschul-, Grundschul- und Hauptschullehrer sowie Schulleiter) die ersten Ränge mit signifikant erhöhten Risiken belegten. Gefolgt wurden diese von Sozialberufen wie Kindergärtner/innen, Pflegehelfer/ innen, Altenpfleger/innen und Sozialarbeiter. Die signifikant niedrigsten Werte fanden sich bei Handwerksberufen (z. B. Tischler). Die Autoren folgerten daraus, dass nicht die

Arbeit mit Menschen per se das Risiko für arbeitsbedingte psychische Erschöpfung erhöht. Beispielsweise gehen auch Friseure berufsmäßig, täglich und unausweichlich mit Menschen um, ohne jedoch ein erhöhtes Risiko arbeitsbedingter psychischer Erschöpfung aufzuweisen. Das Risiko erhöht sich jedoch dann, wenn man bei seiner Arbeit auf die Kooperation mit anderen Menschen angewiesen ist, diese jedoch nicht oder nicht ausreichend entgegengebracht wird.

Arbeitsverdichtung, enge Zeitvorgaben, steigende Erwartungen und Anforderungen, einhergehend mit Stellen- und Mittelkürzungen, Leistungs- und Konkurrenzdruck und eine zunehmende Entgrenzung der Arbeit prägen das Bild in vielen Betrieben unserer Zeit. Haubl und Voß (2008) fanden durch Befragung von Supervisorinnen und Supervisoren deutliche Hinweise auf die beschleunigte Dynamisierung im heutigen Arbeitsleben. Gleichzeitig ist eine zunehmende Ausdünnung von Orientierung gebenden Strukturen zu beobachten. Neubach und Schmidt (2004) belegten differenzielle Zusammenhänge von Arbeitsbelastungen und Ressourcen mit Dimensionen des Burnout. So fanden sie einen direkten Zusammenhang zwischen Arbeitsbelastungen und emotionaler Erschöpfung sowie einen indirekten Zusammenhang zwischen Arbeitsbelastungen und Depersonalisation, der über die emotionale Erschöpfung vermittelt wurde. Die Verfügbarkeit von Ressourcen stand demgegenüber im Sinne von Schutzfaktoren in direktem Zusammenhang mit beiden genannten Burnout-Dimensionen.

Ulich und Wülser (2009) ordnen Burnout als spezifische psychische Beanspruchungsfolge ein. Diese Auffassung scheint sich auch in der aktuellen Normungsarbeit durchzusetzen (aktuelle Überarbeitung/Erweiterung der DIN EN ISO 10075 Teil 1). Wenngleich auch diese Autoren damit rechnen, dass die Fachwelt noch einige Zeit benötigen wird, um eine Vereinheitlichung des Meinungsbildes zu erreichen, bezeichnen sie zumindest die Aspekte der emotionalen Erschöpfung und Depersonalisierung/Zynismus als eigenständige Fehlbeanspruchungen.

Als Fazit aus den referierten zum Teil auch deutlich widersprüchlichen Auffassungen halte ich aus meiner Sicht fest:

- Burnout als negative psychische Beanspruchungsfolge weist auf hohen betrieblichen Handlungsbedarf hin – es benötigt dazu nicht, als eigenständige Krankheit anerkannt zu werden.

- Burnout ist geeignet, die (betriebliche) Hemmschwelle zu verringern, über eigene Probleme zu sprechen und sich Hilfen zu suchen.

- Die zunehmende Thematisierung von Burnout macht den Bedarf, mit dem Thema Psyche und Gesundheit im Arbeitsleben angemessen umzugehen, offensichtlich – Leidensdruck und Motivation, sich damit auseinanderzusetzen, steigen deutlich an.

- Demgegenüber tritt das Argument, Depressionen würden verschleiert oder falsch behandelt, in den Hintergrund, da damit zu rechnen ist, dass Menschen, die mit der „Selbstdiagnose Burnout" professionelle Hilfe aufsuchen, diese nach gewisser Zeit dann auch bekommen und damit dann eine angemessene Therapie gewährleistet ist. Dass die Versorgungslage in Bezug auf professionelle Psychotherapie-Verfahren nach wie vor schlecht ist – monatelange Wartezeiten sind die Regel – ist leider eine Tatsache, hat jedoch nichts mit der Kontroverse zum Burnout zu tun.

- Burnout weist mit seinem expliziten Arbeitsbezug darauf hin, dass es nicht hinreichend ist, einzelne Individuen zu „behandeln" – die Arbeitsbedingungen müssen auch primärpräventiv hinterfragt und gestaltet werden, wie es das Arbeitsschutzgesetz seit 1996 vorschreibt. Aktuelle Veröffentlichungen weisen immer noch darauf hin, dass hierbei auch 17 Jahre nach Inkrafttreten des Arbeitsschutzgesetzes immer noch immenser Nachholbedarf besteht (Beck, Richter, Ertel & Morschhäuser 2012).

- Damit besteht die Chance, die Thematik der arbeitsbedingten psychischen Belastung generell in den Unternehmen verstärkt in Angriff zu nehmen – die Betriebe sowie die Unfallversicherungsträger tun gut daran, diese Chance konstruktiv zu nutzen.

4. Komplexe Zusammenhänge – was tun?

Das Drei-Ebenenmodell psychischer Belastungen (Windemuth, Jung & Petermann 2010) beschreibt die Notwendigkeit, die Thematik psychischer Belastung nicht auf einer der drei Ebenen – Mensch, Betrieb oder Gesellschaft – isoliert zu betrachten, sondern das jeweilige Zusammenspiel im Blick zu behalten. Tut man das nicht, sind in der betrieblichen Praxis schnell Diskussionen im Gange, bei denen auf jeweils einer Ebene nach „Schuldigen" gesucht wird und die „andere Seite" nicht als notwendige Ergänzung, sondern als „Gegenspieler" gesehen wird. Dann streitet man sich z. B. darüber, ob es im wesentlichen auf hohem Niveau jammernde Perfektionisten sind, die einen „Burnout" vorschieben oder diesen durch mangelhaftes Zeitmanagement und ein erhöhtes Maß unbewältigter Belastungen aus ihrem Privatleben selbst verursachen – oder ob raubtierkapitalistische Organisationen mit eiskaltem Kalkül auch noch die letzten Leistungsreserven aus ihren Beschäftigten herauspressen, um sie dann wie eine ausgequetschte Zitrone fallen zu lassen. Beispiele solcher Diskussionsart sind in entsprechenden Talkshows, leider jedoch durchaus auch in betrieblichen und überbetrieblichen Dialogen zu finden.

Eine Versachlichung solcher Auseinandersetzungen tut somit dringend Not. Angemessene Orientierungshilfen in einem komplexen und oft als unübersichtlich wahrgenommenen Feld sind dazu notwendig. Diese sollten idealerweise dazu in der Lage sein, Prävention und Intervention in hinreichender Form zu bedenken, einzuordnen und umzusetzen. Um dies zu

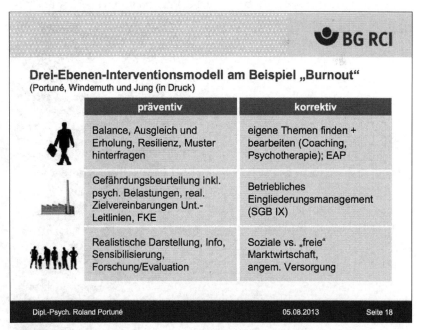

Abbildung 1: Drei-Ebenen-Interventionsmodell am Beispiel Burnout

ermöglichen, ist das Drei-Ebenen-Modell psychischer Belastungen, das die räumliche Dimension aufzeigt, kombiniert worden mit dem „magischen Quadrat" des Arbeits- und Gesundheitsschutzes (Portuné 2009), wodurch auch die zeitliche Dimension Berücksichtigung findet. Daraus entsteht das „Drei-Ebenen-Interventionsmodell" (Portuné und Windemuth 2012) mithilfe dessen eine für betriebliche Akteure nachvollziehbare Strukturierung geeigneter Burnout-Interventionen möglich wird. Eine ausführliche Darstellung des Modells bzw. der jeweiligen Möglichkeiten der Prävention und Intervention findet sich in Portuné, Windemuth und Jung (2013).

Burnout ist ein komplexes Phänomen – folgerichtig sind in seinem Entstehungs- und Chronifizierungsprozess jeweils unterschiedliche geeignete Interventionen in prinzipiell allen Abschnitten des Drei-Ebenen-Interventionsmodells möglich und erforderlich. Aufgrund der weit verbreiteten Sichtweise vieler betrieblicher Akteure wird Burnout genau dann zum Problem, wenn bei einer oder mehr Personen eine entsprechende Problematik so weit fortgeschritten ist, dass dies auffällt – sei es durch Fehlzeiten, Leistungseinbußen, oder feststellbaren Veränderungen in Persönlichkeit und Verhaltensmustern. Der betriebliche Praktiker fokussiert somit zumeist auf das Feld personenbezogen-korrektiv bzw. kurativ und ist auf der Suche nach Lösungswegen gewöhnlich ebenfalls innerhalb dieses Feldes. Welcher Ansprechpartner kann gefunden werden? Kann dem Betroffenen ein Psychologe helfen oder ein Arzt? Ist vielleicht eine Psychotherapie nötig? Manche Betriebe haben mit entsprechenden Anbietern Verträge abgeschlossen z. B. über ein „Employee Assistance Programme" (EAP). Bei diesem können sich Beschäftigte bei Problemen am Arbeitsplatz, häufig aber auch bei allgemeinen Lebensbelastungen anonym an geschulte Ansprechpartner wenden. Natürlich ist in diesem Feld auch die Eigenverantwortung des Betroffenen relevant, gegebenenfalls eigene Verhaltensmuster wie eine Neigung zum Perfektionismus oder die Unfähigkeit, „Nein" zu sagen, für sich oder im Gespräch mit ihm vertrauten Personen zu hinterfragen.

All dies sind Beispiele für sinnvolle und zum Teil auch notwendige Maßnahmen bei vorliegenden Burnout-Fällen. Gleichzeitig greift jedoch all dies zu kurz, wenn ausschließlich in diesem Feld gehandelt wird. Verhältnisprävention (im Feld links unten) bedeutet auf die Unternehmensbedingungen bezogene primärpräventive Interventionen, z. B. eine Gefährdungsbeurteilung nach Arbeitsschutzgesetz, in der auch psychische Belastungen Berücksichtigung finden, festgeschriebene Leitsätze oder Unternehmenswerte, die auch die psychische Gesundheit als gleichwertige Unternehmensziel definieren, Führungsgrundsätze und Führungskräfte-Entwicklung oder eine verbindliche Vereinbarung bezüglich eines umfassenden betrieblichen Gesundheitsmanagements. Selbstverständlich sind jedoch auch hier Instrumente und Vorgehensweisen erforderlich, um bei Bedarf auch korrektiv erfolgreich tätig werden zu können. Beispiele dafür sind Reorganisationsmaßnahmen oder auch Betriebs- oder Dienstvereinbarungen, wie sie z.B zu Sucht oder Mobbing existieren.

Ein weiteres präventives Feld von entscheidender Bedeutung ist das „Personbezogene": die Bedeutsamkeit personbezogener Variablen gilt in der Burnout-Forschung als belegt (z.B. Schmidt, Hupke und Diestel 2012). Allerdings ist auch hier vor charakteristischen Beschränkungen zu warnen: Riesige Mengen von Ratgeberliteratur unterschiedlichster Qualität, Coaching-Angebote oder „Burnout-Präventionsprogramme" fokussieren nahezu ausschließlich auf den betreffenden Menschen selbst. Getreu nach dem Motto, jeder sei seines Glückes Schmied, impliziert dies oftmals, alle Probleme seien lösbar, wenn man sich nur genügend wahlweise anstrenge, loslasse, Perfektionismus ab- oder neue Kompetenzen aufbaue. Auch dabei gilt jedoch: besser ist es, möglichst ausgewogen auf mehreren Feldern tätig zu werden. Dazu ist auch die Betrachtung der gesellschaftlichen Ebene notwendig, auch wenn die Möglichkeit einer positiven Beeinflussung aus betrieblicher Sicht vergleichsweise schwierig einzuschätzen ist.

Auch auf gesellschaftlicher Ebene sind die Überlegungen des ersten Abschnitts bezüglich der Metapher des „Ausbrennens" relevant. Das hohe Interesse sollte genutzt werden und gleichzeitig die „Popularitätsfalle" durch sachliche Information und Diskussion vermieden werden. Dazu sollten Forschungsergebnisse z.B. auch durch die Unfallversicherungsträger allgemeinverständlich bekannt gemacht werden. Bei der Darstellung prominenter Schicksale sollte neben der Faszination bezüglich der interessanten Persönlichkeit auch der situative Kontext genügend deutlich abgebildet werden. Prävention kann nicht früh genug beginnen. Selbstverständlich nicht unter dem Titel „Burnout-Prävention" wohl aber intensiv sollten die Akzente im Elementarbereich sorgfältig bedacht und oftmals überdacht werden. Kinder im Kindergartenalter brauchen weniger die Vermittlung von Computer- oder Englisch-Kenntnissen als vielmehr verlässliche Bindungserfahrungen, die Förderung sozial-emotionaler Kompetenzen, sowie Bewegungs- und Naturerfahrung.

Von entscheidender Bedeutung im Feld korrektiv-gesellschaftsbezogen ist die Versorgungslage bezüglich seriöser Psychotherapieverfahren. Sind Unterstützungsmöglichkeiten innerhalb akzeptabler Fristen vorhanden? Dabei kann eine Wartezeit von 4-6 Monaten auf einen Psychotherapieplatz vor dem Hintergrund individuellen Leidensdrucks und zu befürchtender weitergehender Chronifizierung nicht als akzeptabel erachtet werden. Schließlich scheint es essentiell, aktuelle Gepflogenheiten oder sogar die „Grundfesten" unseres Wirtschaftssystems auf einer gesellschaftspolitischen Ebene zu hinterfragen. Kann der Gedanke des Wirtschaftswachstums auf unbegrenzte Zeit funktionieren? Können Beschäftigte, die aus Sicht der Leistungsgesellschaft nicht mehr richtig „funktionieren" beliebig ausgetauscht werden? Welche neuen Werte und Strategien sind notwendig und hilfreich?

Das Drei-Ebenen-Modell zeigt die Notwendigkeit, ausgewogen auf möglichst vielen Feldern tätig zu werden. Nachhaltig erfolgreiche Burnout-Prävention und -Intervention kann nicht ausschließlich am betroffenen Menschen ansetzen, sondern muss die betriebliche und idealerweise auch die gesellschaftliche Ebene einbeziehen. Dabei wird jedoch auch deutlich, dass in den seltensten Fällen eine Person oder auch eine Institution *alleine* alle sechs Felder angemessen bearbeiten kann. Die Konsequenz ist die Erfordernis zunehmender Kommunikation und Kooperation zwischen verschiedenen Akteuren, Beteiligten und Betroffenen, so dass die ausgewogene und erfolgreiche Bearbeitung aller sechs Felder möglich wird.

Literatur

Ahrens, S., Pohl, M. (2013). Burnout – eine Krankheit? Arbeitsmedizin, Sozialmedizin, Umweltmedizin (ASU), 48, 4, 2013, S. 186.

Burisch, M.: Das Burnout-Syndrom, 4. Auflage, Springer-Verlag, Berlin 2010

Demerouti, E. (2010). Das Arbeitsanforderungen-Arbeitsressourcen Modell von Burnout und Arbeitsengagement. In: Deutsches Institut für Normung e.V.(Hrsg.) Psychische Belastung und Beanspruchung. Berlin: DIN, 51–60.

DGPPN (2012). Burnout - Positionspapier der Deutschen Gesellschaft für Psychiatrie, Psychotherapie und Nervenheilkunde. http://www.dgppn.de/fileadmin/user_upload/_medien/download/pdf/stellungnahmen/2012/stn-2012-03-07-burnout.pdf (7.8.2013)

Freudenberger, H.J. (1974). Staff burn-out. Journal of Social Issues, 30, 159–165.

Haubl, R., Voß, G.G. (2008). Psychosoziale Kosten turbulenter Veränderungen. Arbeit und Leben in Organisationen 2008. Ergebnisse einer qualitativen Befragung von Supervisor/innen zum Innenleben von Organisationen in Deutschland im wirtschaftlichen und nichtwirtschaftlichen Bereich. Positionen. Beiträge zur Beratung in der Arbeitswelt. Heft 1 2009. kassel university press GmbH, Kassel.

Hegerl (2012). 5 Gründe gegen das Modewort Burnout. Pressemitteilung der Stiftung Deutsche Depressionshilfe. http://www.deutsche-depressionshilfe.de/stiftung/pm-fuenf-gruende-gegen-das-modewort-burnout.php (8.8.2013)

Kleinschmidt, C. (2007). Depression und Burnout - ein vermeidbarer Arbeitsunfall der Moderne? wirtschaftspsychologie aktuell 3 / 2007. S. 47–49.

Manz, R. (2009). Burnout. In: Windemuth, D., Jung, D., Petermann, O. (Hrsg.) (2010). Praxishandbuch psychische Belastungen im Beruf. Vorbeugen. Erkennen. Handeln. Universum Verlag. Wiesbaden. S. 364–373.

Maslach, C., Jackson, S.E. (1981). The measurement of experienced burnout. Journal of Occupational Behaviour, 2, 99–113.

Neubach, B., Schmidt, K.-H. (2004). Differenzielle Zusammenhänge von Arbeitsbelastungen und Ressourcen mit Dimensionen des Burnout. Zeitschrift für Arbeits- und Organisationspsychologie, 48 (1), 25–30.

Portuné, R. (2009). Zwischen Kür und Knochenarbeit. Psychosoziale Aspekte und Gesundheit im Arbeitsleben. In Ludborzs, B., Nold, H. (Hrsg.), Psychologie der Arbeitssicherheit und Gesundheit. Entwicklungen und Visionen. (S. 234-252). Heidelberg, Kröning: Asanger Verlag.

Portuné, R., Windemuth, D. (2012). Das Drei-Ebenen-Interventionsmodell psychischer Erkrankungen - ein multidimensionaler Ansatz. Vortrag beim 11. Kongress für Versorgungsforschung & 4. Nationaler Präventionskongress. Deutsches Hygienemuseum Dresden.

Portuné, R., Windemuth, D. & Jung, D. (2013). Das Dreiebenen-Interventionsmodell. In: D. Windemuth, D. Jung & O. Petermann (Hrsg.), Psychische Erkrankungen im Betrieb. Wiesbaden: Universum-Verlag.

Schaufeli, W., Enzmann, D.(1998). The burnout companion to study and practice. A critical analysis. London.: Taylor & Francis.

Sheehy, M., Cournos, F. (1996). Was sind psychische Störungen? In: Kass, Oldham, Pardes, Wittchen (Hrsg.) Das große Handbuch der seelischen Gesundheit. Weinheim. Beltz S. 7–22).

Shirom, A., Melamed, S., Toker, S., Berliner, S., & Shapira, I. (2005). Burnout and health review: Current knowledge and future research directions In: G.P. Hodgkinson, & J.K. Ford (Eds), International review of industrial and organizational psychology, 20, S. 269–309. Chichester, UK: Wiley.

Siegrist, J. (1996). Soziale Krisen und Gesundheit. Hogrefe, Göttigen.

Siegrist, J. (2010). Effort Reward Imbalance at Work and Cardiovascular Diseases. International Journal of Occupational Medicine and Environmental Health 2010;23(3): 279–285.

Ulich, E. & Wülser, M. (2009). Gesundheitsmanagement in Unternehmen. Arbeitspsychologische Perspektiven. 3. Auflage. Wiesbaden: Gabler.

Windemuth, D., Jung, D., Petermann, O. (2010). Das Drei-Ebenenmodell psychischer Belastungen im Betrieb. In: Windemuth, D., Jung, D., Petermann, O. (Hrsg.) (2010). Praxishandbuch psychische Belastungen im Beruf. Vorbeugen. Erkennen. Handeln. Universum Verlag. Wiesbaden. S. 13–15.

Burnout in der IT-Branche: Entstehung, Therapie, Prävention?

Tim Sturm

1 Zielstellung und Aufbau der Studie

Ziel meiner Arbeit ist, eine wissenschaftlich fundierte Aussage über das tatsächliche Ausmaß der Burnout-Gefährdung der deutschsprachigen IT-Branche in Abhängigkeit von verschiedensten Parametern, insbesondere von beruflicher Reflexion, Coaching und Supervision, zu treffen und anhand dieser Ergebnisse neue Möglichkeiten zur Burnout-Prävention zu erkennen. In den meisten Studien wird der ganzheitliche Aspekt von Burnout vernachlässigt und nur mit dem Maslach Burnout Inventory (MBI) gemessen. Folglich habe ich neben dem MBI eine überarbeitete Version des Fragebogens zur Erfassung der Fünf Säulen der Identität (FESI), einem ganzheitlichen Konzept der Integrativen Theorie, entwickelt und in diese Arbeit einfließen lassen.

Der theoretische Teil meiner Arbeit bietet einen fundierten, wissenschaftlich recherchierten Überblick über die Themen Burnout, Belastungsfaktoren in der IT-Branche, berufliche Reflexion, Kernkonzepte der Integrativen Theorie, in welcher ich ausgebildet wurde, sowie Burnout-Prävention mit Supervision und Coaching.

Der empirische Teil umfasst neben einer genauen Beschreibung der Forschungsfragen, des Ablaufs der Studie, aller angewandten Messmethoden und statistischen Überlegungen eine Vielzahl von Auswertungen nach demographischen Parametern, Merkmalen der beruflichen Reflexion, den Fünf Säulen der Identität sowie ausführlichen Interpretationen der Ergebnisse und Schlussfolgerungen.

Die „Integrative Supervision" definiert Burnout als komplexes Syndrom, das durch vielschichtige Faktoren sowie zeitlich andauernde Be- bzw. Überlastung eines personalen oder sozialen Systems bis zur völligen Erschöpfung seiner Ressourcen verursacht wird. Burnout ist eine Zusatz- und keine Behandlungsdiagnose, die zum Beispiel die Einweisung in ein Krankenhaus ermöglichen könnte. Somit ist Burnout keine Krankheit!

2 IT-Beschäftigte sind besonders gefährdet

Lange Zeit galt die IT-Branche als das Eldorado „guter Arbeit": Die physischen Belastungen waren gering, und es wurde angenommen, dass sich die hohe Freiheit und der große Raum für Kreativität gut auf die Gesundheitssituation der MitarbeiterInnen auswirken. Neue Forschungsergebnisse lassen jedoch auf eine dramatische Zunahme gesundheitlicher Belastungen schließen. Grund dafür sind viele neue Stressoren in der IT-Branche wie kleinteilige Arbeit, Belastung durch neue Managementkonzepte, Leistungs- und Wissensverdichtung, Unsicherheit für IT-Beschäftigte durch Outsourcing & Offshoring sowie der Wandel in der Unternehmenskultur und der Gesellschaft.

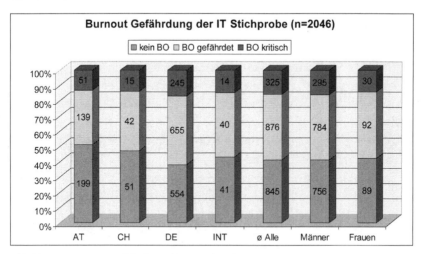

Abbildung 1: Burnout-Gefährdung der IT-Stichprobe

Die Überblicksgraphiken sind alle nach dem gleichen Schema aufgebaut: Für jedes Betrachtungsmerkmal gibt es eine dreigeteilte Säule, welche die Burnout-Gefährdung wiederspiegelt. Rot für kritische Burnout-Symptomatik nach Glaser, gelb für eine Burnout-Gefährdung und grün für einen Zustand ohne Gefährdung. Zusätzlich wird die Anzahl der Personen je

Gefährdungsstufe angegeben. An dieser Stelle sei erwähnt, dass es sich bei dieser Darstellung um *keine Burnout-Diagnose,* sondern um eine Gruppierung anhand empirischer Erfahrungswerte handelt.

Abbildung 1 ist wie folgt zu lesen: Jeder Balken beschreibt die Burnout-Gefährdung innerhalb des untersuchten Merkmals (zu sehen auf der X-Achse, hier die Länder und die Geschlechter) sowohl in Prozentanteilen (zu sehen auf der Y-Achse) als auch in absoluten Werten und beinhaltet die absolute Anzahl der Menschen mit kritischer Burnout-Symptomatik pro Merkmal (rot und oben), die absolute Anzahl der Personen, welche Burnout gefährdet sind, pro Merkmal (gelb und in der Mitte) sowie die absolute Anzahl der Personen, welche nicht Burnout gefährdet sind, pro Merkmal (grün und unten). Somit gibt es in Deutschland (DE) 554 TeilnehmerInnen, welche nicht Burnout gefährdet sind, was in etwa lediglich 38 % des deutschen Anteils entspricht. Die 245 kritischen Fälle entsprechen ca. 17 % der Höhe des gesamten Balkens. Für Vergleiche der unterschiedlichen Ausprägungen eines Merkmals mit der Stichprobe repräsentiert jeweils ein Balken in jeder Grafik den Durchschnitt aller TeilnehmerInnen an der Studie (ø Alle).

Abbildung 1 zeigt die sehr hohe Gefährdung der IT-Branche über alle Länder und Geschlechter. Im Durchschnitt sind 59 % der IT-Beschäftigten Burnout gefährdet, 16 % davon kritisch.

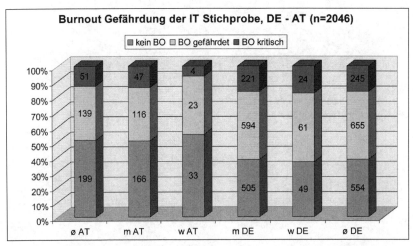

Abbildung 2: Burnout-Gefährdung der IT-Stichprobe in Deutschland und Österreich

Abbildung 2 zeigt, dass die Burnout-Gefährdung der Stichprobe in Österreich bei ca. 48 % liegt, 13 % davon kritisch. In Deutschland liegt der Durchschnitt der gefährdeten Personen bei ca. 62 %, ca. 17 % davon kritisch, also um 14 % höher.

3 Formen der beruflichen Reflexion

Die erste Kernforschungsfrage war, festzustellen, ob ein Zusammenhang zwischen beruflicher Reflexion und der individuellen Burnout-Gefährdung besteht. Dabei habe ich das MitarbeiterInnengespräch, Team-Training, Mentoring, Coaching und Supervision als Formen der Reflexion untersucht:

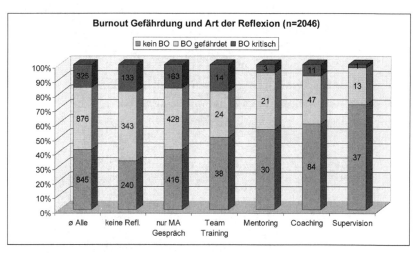

Abbildung 3: Burnout-Gefährdung und Art der Reflexion

Abbildung 3 veranschaulicht, dass IT-Kräfte die Burnout-Gefährdung durch Inanspruchnahme von beruflicher Reflexion deutlich reduzieren können. Jede Möglichkeit zur beruflichen Reflexion ist besser beziehungsweise Burnout verhindernder als keine Reflexion. Je intensiver die Art der beruflichen Reflexion, desto geringer das individuelle Burnout-Risiko einer Person. Die nachhaltigsten Methoden hinsichtlich der Burnout-Vermeidung sind Coaching und Supervision. Die Zahl von Burnout gefährdeten Personen in der Stichprobe, die Coaching oder Supervision in Anspruch nehmen, beträgt 35 % (4 % kritisch). Im Vergleich zu den 60 % (16 % kritisch) bei Personen, die diese Formen der Reflexion nicht in Anspruch nehmen, eine deutliche Reduktion der Burnout-Gefährdung um 25 %!

4 Die Fünf Säulen der Identität

Die zweite Kernforschungsfrage war, ob es einen Zusammenhang zwischen der individuellen Burnout-Gefährdung und den Fünf Säulen der Identität gibt. Die Fünf Säulen der Identität sind ein Konzept der Integrativen Theorie zur Beschreibung und Analyse des menschlichen Daseins und können auch als Spiegelbild des individuellen Befindens oder Gesundheitszustands einer Person gesehen werden. Sie umfassen Leiblichkeit, Soziales Netzwerk, Arbeit-Freizeit-Leistung, Materielle Sicherheit sowie Werte und Normen.

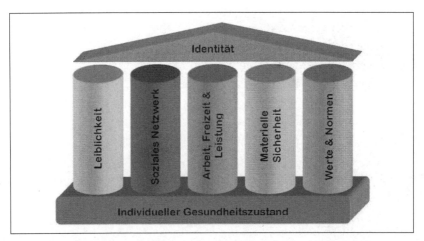

Abbildung 4: Die Fünf Säulen der Identität

4.1 Leiblichkeit (LBK)

Der Leib stellt die Verankerung des Menschen in der Welt dar. Die Leiblichkeit des Menschen ist die basale Säule der Identität, ohne Leib gibt es kein Sein. Der Leib ist die Einheit von Körper, Seele und Geist. Die Leiblichkeit betrifft die Bereiche Körper, Gesundheit, Wohlbefinden,

Leistungsfähigkeit, die Vitalität und Anmut des Körpers, Aussehen, Erleben leiblicher Integrität, Zufriedenheit mit seinem Aussehen, sich in „seiner Haut Wohlfühlen", „in seinem Körper zu Hause sein", etc.

4.2 Soziales Netzwerk (SN)

Als Individuum braucht man den anderen in einem ganz existentiellen Sinne wie am Beispiel einer Mutter-Kind Beziehung nachvollziehbar ist. Im Laufe der lebenslangen Sozialisation tauschen wir Menschen uns in interaktiven Prozessen mit unseren Mitmenschen aus. Somit wird unsere Identität nachhaltig von unseren sozialen Beziehungen und Netzwerken (die mir zugehören und denen ich zugehöre), der Familie, den Freundschaften, den KollegInnen, etc. geprägt. Menschen, die für uns wichtig sind, mit denen wir zusammen arbeiten oder leben, auf die wir uns verlassen können, die für uns da sind oder für die wir da sind, bestimmen unser soziales Netzwerk ebenso wie die Menschen, welche uns weniger oder gar nicht wohl gesonnen sind.

4.3 Arbeit, Freizeit & Leistung (AFZ)

Diese Säule beschreibt den Beruf, die Schule/Ausbildung, die Arbeit sowie die Freizeit (das, mit dem ich mich identifizieren kann und durch das ich identifiziert werde) und betrifft insbesondere Arbeitsleistung, -zufriedenheit und -überlastung, Ehrenamt, Hobby sowie andere Freizeitaktivitäten. Auf den ersten Blick mag die Frage „Was hat Arbeit mit Freizeit zu tun?" aufkeimen, aber da Arbeit in der Regel mit Freizeit negativ korreliert (je mehr Arbeit desto weniger Freizeit), sind diese beiden Lebensbereiche in einer Säule zusammengefasst. Ohne Schule oder Beruf, Arbeit und Anbindung in der Freizeit fehlt Orientierung und Struktur.

4.4 Materielle Sicherheit (MS)

Diese Säule umfasst die ökonomische Absicherung sowie das ökologische Eingebundensein und betrifft die Bereiche Einkommen, Ver- sowie Absicherungen, Rente, Besitz, Essen und Trinken, Wohnung und Wohnsituation, die finanzielle Situation und die Zukunftsperspektive. Die materielle Sicherheit hängt meist eng mit der Säule Arbeit, Freizeit und Leistung zusammen. Massive Einbußen im ökonomischen Bereich werden häufig als existenzbedrohend erlebt.

4.5 Werte und Normen (WN)

Die Werte und Normen (die meine sind und die ich mit anderen, Gleichgesinnten, teile) eines Menschen entstehen aus seiner Bezogenheit zu anderen Menschen. Die Wurzeln der Werte entwickeln sich bereits im frühen Kindesalter, z. B. das Gefühl des Angenommenseins oder -werdens. Werte lassen sich kaum direkt vermitteln, ihre Vermittlung verläuft indirekt durch Vorleben in einem strukturierten Rahmen. Werte und Normen werden dem Menschen von klein auf durch Sprache und Vorbilder, Eltern und Umwelt vermittelt. Diese Säule beschreibt die Sinnfrage des Lebens, die moralische Entwicklung des Ich, die Zugehörigkeit zu einer religiösen, kulturellen oder politischen Gruppen und betrifft Glauben, Gruppenzugehörigkeit, was wir für richtig und wichtig halten, wofür wir eintreten, unsere Überzeugungen und Grundprinzipien.

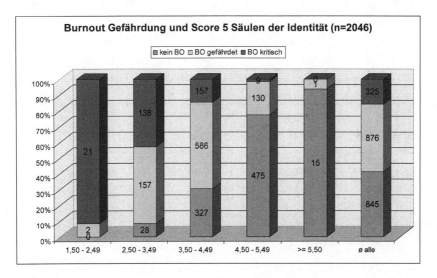

Abbildung 5: Burnout-Gefährdung und Score Fünf Säulen Index

Der Gesamtscore des Fünf Säulen Index (FSI) aus Abbildung 5 erweist sich als ausgesprochen gut geeignetes Messinstrument für Burnout: Nur 21 % (1 % kritisch) der Stichprobe mit einem Score ab 4,5 sind Burnout gefährdet. Im Gegensatz zu den 94 % (45 % kritisch) mit einem Score unter 3,5, ein um über 70 % höherer Wert!

5 Reliabilität der Studie

Mit über 2.000 TeilnehmerInnen aus Deutschland, Österreich und der Schweiz handelt es sich um eine der größten sowie aussagekräftigsten Arbeiten im IT-Bereich. Aus den Ergebnissen kann man mit 99 %-iger Sicherheit bei 3 % Fehlertoleranz Rückschlüsse auf die gesamte deutschsprachige IT-Branche ziehen.

6 Vergleich mit anderen Studien

Um einen Anhaltspunkt für das tatsächliche Ausmaß der Burnout-Gefährdung in der IT-Branche zu finden, habe ich den Vergleich mit anderen Studien angestellt, welcher verdeutlicht, dass die IT-Branche wesentlich stärker Burnout gefährdet ist als etwa ÄrztInnen oder Personen in Gesundheitsberufen! Die Prävalenz von kritischem Burnout liegt bei 16 %, die Burnout-Gefährdung bei 59 %! Die Emotionale Erschöpfung ist extrem hoch (nochmals 15 % höher als bei bereits überdurchschnittlich hoch gefährdeten ÄrztInnen). Depersonalisation und Zynismus (DPZ) ist ebenfalls besonders stark ausgeprägt (über 20 % höher). Die Persönliche Erfüllung hingegen befindet sich im guten Durchschnitt, was auf eine hohe Überzeugung von der IT-Arbeit hindeutet. Aufgrund des hohen DPZ Wertes kann man davon ausgehen, dass sich bereits viele MitarbeiterInnen in der IT-Branche bereits in einem fortgeschrittenen Burnout-Stadium befinden.

7 Fazit

Burnout ist auf dem besten Weg, zur Volkskrankheit zu avancieren. Die IT-Branche ist mit 59 % Gefährdung bereits stark betroffen und der wirtschaftliche Schaden enorm.

Neben einer breiten Aufklärung der Bevölkerung über Burnout und dessen Folgen erscheint ein effektives Burnout Management Programm seitens der Unternehmen und des Staates mit geeigneten Maßnahmen zur Prophylaxe, Bewusstseinförderung und Selbstwahrnehmung unbedingt erforderlich.

Diese Studie verdeutlicht, dass Burnout nicht ausschließlich mit dem Beruf zusammenhängt, sondern als ganzheitliches Phänomen der Lebensbewältigung und -umstände zu sehen ist. Berufliche Reflexion, Coaching und Supervision haben sich als äußerst wirksame Instrumente zur erfolgreichen Burnout-Prävention erwiesen, jedoch weniger als 12 % der IT-Beschäftigten nehmen diese Beratungsmethoden in Anspruch. Auch hier herrscht Aufklärungsbedarf: Professionell begleitete Reflexion ist kein „Psychokram", sondern eine höchst effiziente Methode zur Steigerung des Selbst-Bewusst-Seins und zur Etablierung sowie Kreation positiver Bewältigungsstrategien von Arbeits- und Lebensprozessen.

Der Online-Fragebogen ist unter der URL http://www.b-more.at/ Burnout-Umfrage/IT-Burnout-Fragebogen.htm aufrufbar.

8 Burnout Management – eine mögliche Lösung

Anhand der Ergebnisse und Erkenntnisse der Studie halte ich einen Aufklärungs- und Maßnahmenprozess für essentiell und fasse diese unter dem Begriff *„Burnout Management"* zusammen:

1. Hinsichtlich der oft diskutierten Burnout-Problematik scheint es sinnvoll, eine kompetente Aufklärungskampagne zu starten, mittels welcher Unternehmen und MitarbeiterInnen ein Basiswissen vermittelt wird. Idealerweise geschieht dies in einem Burnout-Aufklärungsworkshop.

2. Neben der breiten Aufklärung sind auch Mechanismen zur Prävention erforderlich. Auch dies könnte in diversen Workshops zur Förderung des Bewusstseins und der Selbstevaluation sowie -wahrnehmung erfolgen.

3. Oft vernachlässigt wird die Thematik der Wiedereingliederung nach einer längeren Abwesenheit nach einem Burnout. Ein gezieltes Informationsprogramm für Betroffene, KollegInnen und ManagerInnen bietet sich an um die Reintegration ins Arbeitsleben konstruktiv und auf offener Basis zu gestalten.

4. Besonders notwendig erscheint ein Evaluierungssystem, mit dem gefährdete Personen identifiziert werden können, um diesen Hilfeleistungen anbieten zu können. Es ist davon auszugehen, dass die meisten wirklich von Burnout betroffenen Personen diesen lange Zeit ignorieren, verdrängen oder sich ihrer tatsächlichen Situation nicht bewusst sind.

5. Eine parallele, gleicher Maßen individuelle wie professionelle Begleitung von Einzelpersonen und/oder Teams scheint ebenso eine wertvolle Maßnahme gegen das drohende und zunehmende Burnout-Risiko zu
   sein.

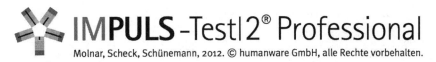

IMPULS -Test|2® Professional

als Onlinefragebogen zur Analyse psychischer Belastungsfaktoren am Arbeitsplatz

Martina Molnar

1 Einleitung

Der IMPULS-Test von Molnar, Haiden und Geißler-Gruber wurde aus dem KFZA (Prümper, Frese und Hartmannsgruber, 1995) entwickelt und zusammen mit der IMPULS-Broschüre erstmals im Jahre 2002 veröffentlicht. Dieses Verfahren hat eine zehnjährige Geschichte hinter sich und eine sehr hohe Verbreitung in Österreich, Deutschland und der Schweiz gefunden.

Der *IMPULS-Test|2 Professional* (Molnar, Scheck und Schünemann, 2012) ist eine testtheoretisch verbesserte Überarbeitung, welcher als Onlinefragebogen psychische Belastungsfaktoren am Arbeitsplatz erfasst und bewertet. Obwohl das Fundament des bisherigen IMPULS-Test beibehalten wurde, stellt der *IMPULS-Test|2 Professional* inhaltlich und technisch eine wesentliche Erweiterung der bisherigen Fassung dar.

Der *IMPULS-Test|2 Professional* ist ein arbeitspsychologisches, qualitätsgesichertes Verfahren auf hohem wissenschaftlichem Niveau, welches die Anforderungen an Messinstrumente zur Erfassung psychischer Belastung gemäß DIN/ÖNORM EN ISO 10075-3 hinsichtlich Objektivität, Reliabilität und Validität erfüllt. Zentrale Merkmale des Verfahrens sind:

- *Zeitdauer der Befragung:* 10 Minuten
- *Online-Fragebogen:* 25 Items verteilt auf 5 Skalen bzw. 11 Subskalen erfassen psychische Belastungsfaktoren, 5 Items erlauben eine Einschätzung der Verbesserungsprioritäten pro Skala, darüber hinaus können ergänzende Kommentare zu den Items von den befragten Personen eingegeben werden

- *Gruppen- und Einzelergebnisse:* Automatische Auswertung (Gruppenergebnisse, Einzelpersonen optional)
- *Auswertung inklusive Maßnahmenempfehlungen:* Überblick, Detailergebnisse, Interpretation und empfohlene Maßnahmenfelder
- *Normwert-Vergleiche:* Auf Basis von Prozenträngen (kritische, durchschnittliche, unkritische Ergebnisse) für Gesamtnorm, Branchen, demografische Gruppen
- *Betriebsinterne Mittelwert-Vergleiche:* Gruppenergebnis im Vergleich zu Gesamtorganisation bzw. anderen internen Bezugsgruppen
- *Vergleich mehrerer Zeitpunkte:* Datenvergleich zwischen mehreren Erhebungszeitpunkten
- *Abfrage Deutsch oder Englisch:* Der Fragebogen ist in Kürze auch in englischer Fachübersetzung verfügbar.

2 Warum ist der IMPULS-Test weiter entwickelt worden?

Der IMPULS-Test hat viele Jahre viel praktischen Nutzen gebracht und breite Anwendung gefunden. Die Überprüfung und Aktualisierung von psychologischen Diagnoseinstrumenten ist eine Verpflichtung, die sich aus einem wissenschaftlichen Qualitätsanspruch ergibt. Insofern ist dies auch ein üblicher Vorgang. Den Autorinnen des IMPULS-Test (Molnar, Haiden, Geißler-Gruber, 2002) war es immer ein wichtiges Anliegen, mit ihrem Namen für die Qualität des Verfahrens zu bürgen. Daher wurde die Überarbeitung des Verfahrens gemeinsam beschlossen. Die Überarbeitung des IMPULS-Tests war einerseits aus testtheoretischen Gründen und andererseits aus Standardisierungsgründen notwendig:

2.1 Testtheoretische Optimierungen
Einerseits haben detaillierte testtheoretische Analysen vorliegender Daten mehrerer IMPULS-Test-Studien (vor allem Steurer, 2011, Molnar & Steurer, 2012, Scheck & Schünemann, 2012) zwischen 2006 und 2012 gezeigt, dass messtechnische Optimierungen des IMPULS-Tests erforderlich sind, die beispielsweise folgende Aspekte betreffen:

- *Item-Ebene:* Sechs Items wurden aus verschiedenen Gründen (Messgenauigkeit, inhaltliche Überlegungen) entfernt und fünf neue Items zu Umgebungsbelastungen ergänzt (Scheck & Schünemann, 2012), welche aus dem Datenpool der Befragung „Ich mess' den Stress" (Molnar & Steurer, 2012) gewonnen wurden (in dieser Befragung wurden neben dem IMPULS-Test und weiteren Skalen auch selbst konstruierte Items zu physischen Belastungen vorgegeben, die auch Umgebungsbedingungen zum Inhalt hatten).

- *Faktorenstruktur:* Dem IMPULS-Test 2002 lag eine 11-Faktoren-Struktur zugrunde, die nicht repliziert werden konnte (Steurer, 2011). Auf Basis der Item-Änderungen beim IMPULS-Test|2 Professional wurde von Scheck & Schünemann (2012) eine neue und stabile hierarchische Faktorenstruktur testtheoretisch entwickelt (5 Skalen, 11 Subskalen, 25 Items) und damit die Messqualität auf Skalenebene deutlich verbessert. Die Reliabilitäten der Skalen liegen zwischen 0,75 und 0,90 und sind damit größtenteils höher als die Anforderungen der DIN/ÖNORM EN ISO 10075-3 an Screening-Verfahren.

- *Polaritäten der Skalen:* Die Bedeutung der Skalenpolaritäten wurden umgedreht. Wurde ein niedriger Wert im IMPULS-Test (2002) als kritischer Wert interpretiert, ist das nun genau umgekehrt. Ein hoher Wert im *IMPULS-Test|2 Professional* bedeutet, dass eine hohe Ausprägung des gemessenen Merkmals – also der psychischen Belastungsausprägung – vorliegt.

- *Wunsch-Werte:* Die erhobenen Wunsch-Werte des IMPULS-Tests 2002 pro Item erwiesen sich als nicht ausreichend diskriminierend, da sie tendenziell immer im oberen, positiven Bereich der Skala lagen und daher keinen diagnostischen Informationsgewinn brachten (Scheck & Schünemann, 2012). Ihre Erhebung konnte somit entsprechend der beiden Gütekriterien Ökonomie und Zumutbarkeit nicht mehr aufrecht erhalten werden. Sie wurden im *IMPULS-Test|2 Professional* durch eine Frage zur Verbesserungspriorität pro Skala ersetzt (0 % = unwichtig bis 100 % = wichtig). Dazu können auch konkrete Beispiele zu den Items mittels freien Texteingaben ergänzt werden.

- *Ergebnisinterpretation durch Eichung:* Der IMPULS-Test 2002 zeigte die Ergebnisse als Real- und Wunsch-Zahlen in einem 11-Faktoren-Netzdiagramm an. Die Interpretation der Ergebnisse erfolgte für jede der 11 Skalen gleich und zwar entsprechend der fünfstufigen Antwortskala entweder über die nur mathematisch festgelegten Wertebereiche 1 bis 2,5 (negativ), 2,5 bis 3,5, 3,5 bis 5 (positiv) oder über die Differenzen zwischen den Real- und Wunsch-Werten.

Im Vergleich zum bisherigen IMPULS-Test ist die Ergebnisinterpretation im *IMPULS-Test|2 Professional* nun durch die erfolgte Eichung des Verfahrens viel präziser (Scheck & Schünemann, 2012). Die Normtabellen dienen dazu, die Ergebnisse einer Messung mit einem Bezugswert vergleichen, und als kritisch, durchschnittlich oder unkritisch bewerten zu können. Dies ist etwa vergleichbar mit einem Blutbefund aus einem Labor, bei dem für jeden gemessenen Parameter dargestellt wird, ob er im Durchschnitt, über oder unter dem Durchschnitt liegt. Dieser Durchschnitt bezieht sich auf eine Bezugsgruppen von anderen Menschen bzw. deren Messwerte. Es gibt jeweils für die fünf Skalen und für die elf Subskalen gesondert erstellte Normtabellen (eine repräsentative Gesamtnorm, derzeit sieben Branchennormen, demografische Normgruppen nach Geschlecht, Alter, Bildung, Führungsfunktion, Voll- und Teilzeit, Schichtarbeit). Diese Normen werden laufend weiter entwickelt und ergänzt.

2.2 IMPULS-Test-Wildwuchs

Andererseits sind viele Qualitätsprobleme nicht durch das Verfahren selbst, sondern durch unzureichende Formen der Anwendung entstanden. So wurde der IMPULS-Test häufig nicht standardisiert verwendet (zB. Änderungen auf der Item- oder Skalen-Ebene, unkorrekte Dateneingaben und Auswertungen, falsche Ergebnisinterpretationen). Abgesehen davon, dass solche veränderte Formen nicht als „IMPULS-Test" bezeichnet werden dürfen, war durch viele unterschiedliche Formen der Veränderung auch kein einheitlicher IMPULS-Test-Standard mehr gegeben und die Verfahrensgüte wurde damit mehr und mehr verwässert. Das bedeutet, unter der Bezeichnung „IMPULS-Test" waren im Laufe der Zeit vermutlich hunderte verschiedene Versionen in Gebrauch, die auch hunderte verschiedene Ergebnisse erzeugten – auch wenn diese Vorgänge sowohl wissenschaftlichen als auch urheberrechtlichen Regelungen widersprachen. Dies hat natürlich kritische Konsequenzen sowohl für die Verfahrensqualität als auch für die Reputation des Verfahrens und die der damit verbundenen Autor/innen, die in der Regel über derartige Mutationen nicht informiert wurden noch darauf Einfluss nehmen konnten.

Aufgrund dieses Wildwuchses wurde das testtheoretische Gütekriterium „Objektivität" (wie beispielsweise auch in der DIN/ ÖNORM EN ISO 10073-3 gefordert) chronisch verletzt. Objektiv ist ein Verfahren dann, wenn es (unabhängig von den durchführenden Personen) stets das gleiche Ergebnis erzeugt. Misst ein Verfahren aber nicht objektiv, dann kann es auch nicht mehr als zuverlässig (reliabel) bzw. valide bezeichnet werden.

Als Konsequenz aus diesen Erfahrungen gibt es den *IMPULS-Test|2 Professional* nur mehr in einer standardisierten Online-Version, die weder eine Veränderung der Vorgabe-, noch der Auswertungsform ermöglicht und damit stets immer und überall die gleichen qualitätsgesicherten Ergebnisse garantieren kann.

3   Der *IMPULS-Test|2 Professional* im Überblick

Der IMPULS-Test|2 Professional ist ein Online-Screening-Verfahren zur Erhebung und Bewertung von psychisch relevanten Einflüssen der Arbeitsbedingungen. Das Verfahren ist eine auf ca. 4.000 Datensätzen (Studie „Ich mess´ den Stress" von Molnar & Steurer, 2011) beruhende und umfassende testtheoretische Analyse und Überarbeitung (Scheck & Schünemann, 2012) des IMPULS-Tests (Molnar, Haiden, Geißler-Gruber, 2002) und stellt somit den aktuellen wissenschaftlichen Erkenntnisstand dar.

3.1 Die Skalen des IMPULS-Test|2–Professional
Der *IMPULS-Test|2 Professional* enthält fünf arbeitspsychologisch fundierte Skalen und 11 Subskalen (insgesamt 25 Items bzw. für jede der fünf Skalen ein Zusatzitem zur Bewertung des Verbesserungsbedarfs pro Skalenthema):

- Arbeitsanforderungen: Quantitative und qualitative Arbeitsanforderungen
- Umgebungsbedingungen: Expositionen, Ergonomie
- Aufgaben und Abläufe: Vielseitigkeit, Vollständigkeit, Gestaltungsspielraum

- Perspektiven und Beteiligung: Perspektiven, Beteiligung
- Soziales Umfeld: Kommunikation, Rückhalt

3.2 Ablauf einer Online-Befragung und Auswertung

Die Befragung mit dem *IMPULS-Test|2 Professional* erfolgt mit einem Online-Tool und dauert durchschnittlich 10 Minuten. Der/die MitarbeiterIn bekommt einen Link zugesendet und kann den Fragebogen am eigenen PC ausfüllen. Eine Online-Datenabfrage mittels Tablet-Computer ist auch möglich. Alle Daten werden geschützt und verschlüsselt auf einen EU-Server übertragen und sind als Rohdaten nicht im Betrieb verfügbar.

3.3 Inhalte des IMPULS-Test|2-Professional

Das Befragungsinstrument wird betriebsspezifisch angepasst:

- Im ersten Befragungsteil ordnen sich die befragten Personen den betrieblich definierten *Organisationseinheiten* (z. B. Standorte, Abteilungen) und *Tätigkeitsgruppen* zu. Auf diese Weise ist eine spätere Auswertung für alle betriebsspezifisch definierten Organisationseinheiten, Tätigkeitsgruppen und demografischen Gruppen möglich. Es lässt sich damit auswerten, wie die psychischen Belastungsfaktoren für die unterschiedlichen Gruppen im Betrieb aussehen.
- Im zweiten Teil des *IMPULS-Test|2 Professional* müssen von den befragten Personen 25 Items zu den *Merkmalen der Arbeitsbedingungen* auf einer 5-stufigen Skala von „trifft gar nicht zu" bis „trifft völlig zu". beantwortet werden. Ergänzend wird für jede der 5 Skalen noch ein Item vorgegeben, welches nach der Priorität des Verbesserungsbedarfs des Skalenthemas fragt („Wie wichtig ist Ihnen eine Verbesserung im Bereich ‚Arbeitsumgebung'?"). Zusätzlich haben die TeilnehmerInnen auch die Möglichkeit, zu den einzelnen Items noch freie Eingaben zu tätigen (Kommentare zu Belastungen, Verbesserungsideen).
- Optional steht auch noch ein Befragungsmodul mit Items zu *demografischen Merkmalen* (Geschlecht, Alter, Bildung, Führungsfunktion, Teil- oder Vollzeit, Schichtarbeit) zur Verfügung.
- Darüber hinaus wird – sofern eine *Wiederholungsbefragung mit Datenvergleich* zwischen zwei Zeitpunkten gewünscht ist – noch ein weiteres Modul integriert.

IMPULS-Test | 2- Professional*

Seite 1 von 5

Nachfolgend finden Sie eine Reihe von Fragen und Aussagen zu fünf Bereichen Ihrer Arbeitsbedingungen. Bitte beantworten Sie jede Frage so, wie Sie Ihre aktuelle Situation sehen.

A) Umgebungsbedingungen

	trifft gar nicht zu	trifft wenig zu	trifft mittel-mäßig zu	trifft über-wiegend zu	trifft völlig zu
An meinem Arbeitsplatz gibt es mögliche Risiken bzw. Belastungen durch Lärm.	O	O	O	O	O
An meinem Arbeitsplatz gibt es mögliche Risiken bzw. Belastungen durch Staub.	O	O	O	O	O
An meinem Arbeitsplatz gibt es mögliche Risiken bzw. Belastungen durch Licht und Beleuchtung (z. B. zu hell, zu dunkel, Reflexionen etc.).	O	O	O	O	O

Abb. 1: IMPULS-Test | 2 – Online-Auszug der Skala „Umgebungsbedingungen"

3.4 Auswertung für Einzelpersonen und Gruppen

Jede befragte Person kann am Ende der Online-Befragung das eigene Testergebnis ausdrucken, sofern diese Option betrieblich gewünscht ist.

Die standardisierte und softwaregestützte Datenauswertung der Gruppenergebnisse kann über einen Online-Zugang unmittelbar nach Ende der Befragung aller Personen durchgeführt werden. Es können für alle definierten Organisationseinheiten, Tätigkeitsgruppen und demografischen Gruppen sowie deren Verknüpfungen Ergebnisdokumente erzeugt werden. Hier ist es beispielsweise möglich auszuwerten, welche Ergebnisse die Außendienstmitarbeiter/innen am Standort 1 und am Standort 2 oder die Führungskräfte der Abteilungen A, B, C, D haben.

3.5 Ergebnisse und deren Interpretation

Pro Skala werden einzelne Prozentränge (PR) berechnet (schwarzer Balken) und vor dem Hintergrund der Normwerte (Eichtabellen) interpretiert. Beispielsweise bedeutet ein Prozentrang von 50 in der Skala „Umgebungsbedingungen", dass 50 % der österreichischen Erwerbsbevölkerung in der Skala „Umgebungsbedingungen" geringere oder gleich hohe Belastungsausprägungen aufweisen, 49 % hingegen höhere Belastungsausprägungen. Je höher der Wert, desto kritischer die Ausprägung des gemessenen Merkmals und desto höher der entsprechende Handlungsbedarf.

Die Auswertung des *IMPULS-Test|2 Professional* liefert Information zur Art und Ausprägung arbeitsbedingter psychischer Belastungsfaktoren auf mehreren Ebenen:

- *Ergebnisüberblick auf Skalen-Ebene:* Es werden die Belastungsausprägungen – ausgedrückt in Prozenträngen (PR) – für die fünf Skalen bzw. die dahinter stehenden Arbeitsbedingungen dargestellt (Abb. 2): PR bis 25 % = hellgrau: geringer Handlungsbedarf, PR 25 bis 75 % = grau: mittlerer bis erhöhter Handlungsbedarf, PR 75 bis 100 % = dunkelgrau: hoher Handlungsbedarf.

Es besteht auch die Möglichkeit, interne Mittelwert-Vergleiche durchzuführen (die interne Bezugsgruppe wird in diesem Fall zum Vergleich dazu als weißer PR-Balken dargestellt).

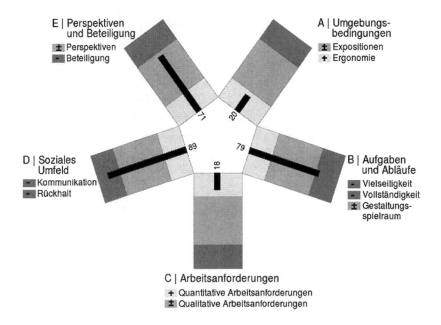

Abb. 2: Ergebnisüberblick IMPULS-Test | 2 auf Skalen-Ebene

- *Ergebnisdetails auf Subskalen-Ebene und gegebenenfalls Vergleich zwischen maximal drei Befragungszeitpunken:* Es werden die Belastungsausprägungen in Prozenträngen (PR) für die fünf Skalen und Subsklalen für höchstens drei Erhebungszeitpunkte dargestellt (Abb. 3).

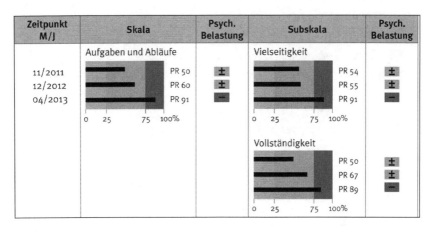

Zeitpunkt M/J	Skala	Psych. Belastung	Subskala	Psych. Belastung

Abb. 3: Ergebnisdetails IMPULS-Test | 2 auf Subskalen-Ebene

- *Handlungsbedarf und Maßnahmen der Arbeitsgestaltung:* Die Skala mit dem höchsten Prozentrang weist auch den höchsten Handlungsbedarf auf, d.h. die dahinter stehenden Arbeitsbedingungen bedürfen entsprechend optimierter Gestaltung. Hierfür ist die Erläuterung der Ergebnisse auf Skalen- und Subskalen-Ebene in verbaler Form sehr hilfreich (Abb. 4). Es wird dabei beschrieben, welche Eigenschaften häufig hinter den beeinträchtigenden Belastungsfaktoren der Hauptskalen zu finden sind. Ergänzend werden arbeitspsychologisch fundierte fachliche Hinweise zu möglichen Maßnahmen gegeben, die zu einer optimierten Gestaltung der Arbeitsbedingungen beitragen könnten.
- *Skalen-Prioritäten aus der Sicht der Mitarbeiter/innen:* Es wird außerdem für die jeweilige Auswertungsgruppe dargestellt, wie wichtig Verbesserungen für die einzelnen Skalen bzw. die dahinter stehenden Arbeitsbedingungen seitens der Mitarbeiter/innen eingeschätzt werden (0 % = unwichtig bis 100 % = wichtig). Hier kann sich beispielsweise zeigen, dass die „objektiven" Belastungsausprägungen in Form der Prozentränge pro Skala und der „subjektiven" Verbesserungsbedarf der befragten Personen in dieser Skala keineswegs identisch sein müssen.
- *Kommentare pro Item:* Die Auswertung zeigt auch, wie viele Kommentare zu den einzelnen Items des Fragebogens von den befragten Personen abgegeben wurden. Diese Quantifizierung gibt bereits erste Orientierung darüber, welche Themen bei den Mitarbeiter/innen ins-

gesamt Reaktionen auslösen. So zeigt sich beispielsweise, dass zum Thema „Lärm" 117 Kommentare oder zum Thema „Zusammenarbeit" 34" Kommentare abgegeben wurden. Die Kommentare werden – geordnet nach Skalen und Items – in der Auswertung aufgelistet. Sie zeigen inhaltlich konkret, um welche Themen es den befragten Mitarbeiter/innen dabei geht. Dies bietet neben den quantitativen Daten eine wertvolle qualitative Hilfestellung bei der Frage, welche Arbeitsbedingungen einer belastungsreduzierenden Gestaltung bedürfen.

Skalen	Sub-skalen	Beeinträchtigende Belastungsfaktoren	Maßnahmenfelder der Arbeitsgestaltung
Aufgaben und Abläufe ▬ PR 91	Vielseitigkeit ▬ PR 91	Liegen **einseitige** physische und psychische Arbeitsanforderungen vor, können die betroffenen Personen ihre Fähigkeiten und Kompetenzen wenig variieren und weiterentwickeln. Es kann zu einseitiger Über- oder Unterforderung kommen.	**Vielseitigkeit:** Die Gestaltung der Arbeitstätigkeiten soll eine größere Bandbreite von Fähigkeiten und Fertigkeiten erfordern und damit zur Entfaltung und Weiterentwicklung des menschlichen Potentials beitragen (z. B. körperliche und geistige Anforderungen, Nutzung unterschiedlicher Sinne, Routinetätigkeiten und neue Aufgaben, Aufgabenvariation und -erweiterung, Abwechslung der Tätigkeiten zwischen mehreren Personen, regelmäßige Unterbrechung durch Tätigkeitswechsel bzw. Pausen, ergänzende Qualifizierung, etc.).
	Vollständigkeit ▬ PR 89	Mangelnde **Vollständigkeit** der Tätigkeit bedeutet, dass die Beschäftigten keinen kompletten Arbeitsprozess von Anfang bis Ende ausführen, sondern oft nur routinehafte Teilabschnitte. Damit fehlt Wissen zu den Prozessen vor und nach der eigenen Tätigkeit und die Möglichkeit der eigenständigen Zielsetzung und Abstimmung mit anderen. Die Bedeutung der eigenen Aktivitäten im Gesamtzusammenhang ist unklar.	**Vollständigkeit:** Vollständige Tätigkeitsgestaltung gelingt durch die Bereicherung bzw. Erweiterung von auf Teilaspekte reduzierte Tätigkeiten durch ergänzende planende, vorbereitende, ausführende und kontrollierende Anteile sowie die Erweiterung der Entscheidungskompetenzen. Die Arbeitsergebnisse selbst sollen eine sichtbare Rückmeldung bieten. Dies erlaubt die selbständige Zielsetzung, Planung und Erfolgskontrolle in Abstimmung mit anderen.

Abb. 4: Ergebnisse IMPULS-Test | 2 mit Erläuterungen zur Interpretation

4 Nachsatz

Zwischen 2006 und 2012 wurde mit hohem Ressourceneinsatz und viel Engagement an der laufenden wissenschaftlichen Analyse und Weiterentwicklung des IMPULS-Tests gearbeitet, der nun als *IMPULS-Test|2 Professional* die aktuelle und autorisierte Fassung des Verfahrens darstellt und den IMPULS-Test (2002) ersetzt. Es ist zu hoffen, dass dies einerseits wieder zu einem einheitlichen und zuverlässigen Qualitätsstandard des Messinstruments führt und andererseits auch der deutlich höhere betriebliche Nutzen bei der Analyse psychischer Gefährdungen und der Optimierung von Arbeitsbedingungen sichtbar wird.

5 Literatur

Molnar, M (2012). IMPULS-Projektleitfaden. Durchführung eines betrieblichen Anti-Stress-Projektes mit Hilfe des IMPULS-Tests (5. Aufl.). Wien: AUVA, Bundesarbeiterkammer, IV, ÖGB, WKO.

Molnar, M., Haiden, C. Geißler-Gruber, B (2012). IMPULS-Test. Analyse von Stressfaktoren und Ressourcen im Betrieb (18. Aufl.). Wien: AUVA, Bundesarbeiterkammer, IV, ÖGB, WKO.

Molnar, M., Haiden, C. Geißler-Gruber, B (2012). IMPULS-Broschüre. Erkennen von Stressfaktoren und Optimieren von Ressourcen im Betrieb (18. Aufl.). Wien: AUVA, Bundesarbeiterkammer, IV, ÖGB, WKO.

Molnar, M., Steurer, J. (2012): Ergebnisübersicht „Ich mess' den Stress". Online-Befragung zu arbeitsbedingten psychischen und physischen Belastungen, Arbeitszufriedenheit, Befinden und Gesundheit. Unveröffentlichter Bericht, Wien.

Molnar, M.& Steurer, J. (2012): Gütekriterien, Branchen- und Demografie-Profile des IMPULS-Test. In: G. Athanassiou, S. Costa-Schreiber, O. Sträter (Hrsg.): Psychologie der Arbeitssicherheit und Gesundheit. Sichere und gute Arbeit erfolgreich gestalten – Forschung und Umsetzung in die Praxis. 17. Workshop 2012. Kröning: Asanger Verlag

ÖNORM EN ISO 10075-3 – Ergonomische Grundlagen bezüglich psychischer Arbeitsbelastung – Teil 3: Grundsätze und Anforderungen an Verfahren zur Messung und Erfassung psychischer Arbeitsbelastung (ISO 10075-3:2004)

Prümper, J., Hartmannsgruber, K. & Frese, M. (1995). KFZA – Kurzfragebogen zur Arbeitsanalyse. Zeitschrift für Arbeits- und Organisationspsychologie, 39 (3), 125–132.

Scheck, T. & Schünemann, L. (2012). Testtheoretische Weiterentwicklung des IMPULS-Tests: 1. Teil (von 2). Unveröffentlichter Ergebnisbericht, Wien.

Scheck, T. & Schünemann, L. (2012). Testtheoretische Weiterentwicklung des IMPULS-Tests: 2. Teil (von 2). Unveröffentlichter Ergebnisbericht, Wien.

Steurer, J. (2011). IMPULS-Test – eine testtheoretische Untersuchung. Unveröffentlichte Diplomarbeit, Universität Wien.

Fachliche Ansprechpartnerin für den IMPULS-Test|2 Professional
Mag. Martina Molnar, humanware GmbH Wien

E-Mail: martina.molnar@humanware.at

Website: www.impulstest2.com

Toolbox der BAuA: http://www.baua.de/de/Informationen-fuer-die-Praxis/Handlungshilfen-und-Praxisbeispiele/Toolbox/Verfahren/IMPULS.html

Status-Bericht: Psychische Gesundheit in der betrieblichen Gesundheitsförderung – eine arbeitspsychologische Perspektive

Rainer Wieland

1 Einleitung

Immer dann, wenn ein Gut knapp wird oder Schaden zu nehmen droht, richtet sich die Aufmerksamkeit vermehrt darauf. Die „Psychische Gesundheit" ist offenbar ein solches Gut. In der *öffentlichen Diskussion* wird psychische Gesundheit allerdings weniger in ihrer positiven Ausprägung und Wirkung diskutiert, sondern psychische Erkrankungen stehen im Focus der Diskussion. Dies führt dazu, dass mit dem Wort „psychisch" häufig nicht diejenigen psychologischen Funktionsmechanismen assoziiert werden, die unserer Denken, Fühlen und Handeln begleiten, sondern die extremeren Abweichungen, die dann mit dem Label Stress, Depression, Burnout oder psychische Erkrankung versehen werden.

In der *Arbeitswelt* nimmt, korrespondierend dazu, das Thema „Psychische Belastung und Beanspruchung" eine prominente Stellung ein[1]. „Psychische Belastung und Beanspruchung in der Arbeitswelt" ist ein Thema das heute viele bewegt. Grund dafür ist nicht nur die gegenwärtig zu beobachtende kontinuierliche Zunahme psychischer Arbeitsbeanspruchungen, sondern auch das verstärkte Bemühen, den arbeitsschutzrechtlichen Erfordernissen nachzukommen. So will sich die Gemeinsame Deutsche Arbeitsschutzstrategie (GDA) in ihrem Arbeitsprogramm im Zeitraum 2013 – 2018 deshalb auch auf das Arbeitsschutzziel „Schutz und Stärkung der Gesundheit bei arbeitsbedingter psychischer Belastung" konzentrieren. Auch der kürzlich neu gegründete Fachverband Psychologie für Arbeits-

---

[1] Zumindest gilt dies für diejenigen Institutionen (Arbeitsschutz, Arbeitsmedizin, Berufsgenossenschaften, staatliche Gesundheitszentren, Arbeitsministerium, Krankenkassen etc.) und Interessengruppen (Gewerkschaften, Arbeitgeberverbände), deren Aufgabe die Gewährleistung der Arbeitssicherheit und Gesundheit bei der Arbeit ist. Darüber hinaus gilt dies für die Vielzahl von Tagungen und Workshops, die gegenwärtig von verschiedensten Institutionen, Vereinigungen und Verbänden (z.B. BMAS, BAuA, BKK Bundesverband; INQA, DNBGF) zu diesem Thema durchgeführt werden.

sicherheit und Gesundheit e.v. (FV-PASIG) betrachtet das Thema der „Psychischen Belastung und Beanspruchung" als eine zentrale Herausforderung für die Gestaltung der zukünftigen Arbeitswelt, und hat dazu einen entsprechenden Expertenkreis eingerichtet.

Auffällig ist bei der Behandlung des Themas, dass bisher die Aufmerksamkeit hauptsächlich darauf gerichtet wurde, zu analysieren, in welchem Maße psychische Erkrankungen zunehmen, wie sie das Fehlzeitengeschehen inzwischen dominieren, und mit welchen Entwicklungen zu rechnen ist. Die Bundesanstalt für Arbeitsschutz und Arbeitsmedizin (BAuA) hat dazu kürzlich den Stressreport Deutschland 2012 veröffentlicht, in dem auf die Zunahme von Stress am Arbeitsplatz hingewiesen wird (s. Stressreport Deutschland 2012 – Psychische Anforderungen, Ressourcen und Befinden, 2012). „Dabei stehen Fragen zum Arbeitsplatz (Tätigkeitsschwerpunkte, Anforderungsniveau, Kenntnisanforderungen, Arbeitsanforderungen, Weiterbildungsbedarf, Arbeitsbedingungen, Arbeitsbelastungen usw.) und Fragen zu Beanspruchung und gesundheitlichen Beschwerden im Fokus der Befragung" (Stressreport Deutschland, 2012, S. 6).

Der Stressreport bietet zur Beantwortung dieser Frage eine Fülle von Befunden, die sich auf die „Wirkungskette: Belastungen/Anforderungen – Ressourcen/Mittel zur Bewältigung – unmittelbare Beanspruchungsfolgen/Stress – langfristige Beanspruchungsfolgen/Stressfolgen" beziehen. Theoretische Grundlagen für diese Vorgehensweise sind in der Arbeits- und Stressforschung gut validierte Modelle, die den Zusammenhang zwischen Arbeit, Persönlichkeit und Gesundheit beschreiben und auch hinreichend prognostizieren. Genannt werden a) das Belastungs-Beanspruchungs-Modell (Rohmert & Rutenfranz, 1975), b) das Anforderungs-Kontroll-Modell (Job-Demand-Control-Model, JDC, Karasek, 1979), c) das transaktionale Stressmodell (Lazarus & Folkman, 1984), das Modell beruflicher Gratifikationskrisen (Siegrist, 1996) als die derzeit am häufigsten genannten. Zu ergänzen wären weitere einflussreiche Konzepte, wie das Konzept Anforderung/Belastung (Leitner, 1999; Oesterreich, 1999), das Konzept vollständiger Tätigkeit (Hacker, 1998) das Konzept der Beanspruchungsoptimalität von Wieland (2010), das eine ähnlich Systematik verfolgt, wie Hart & Cooper, 2001).

Der Stressreport, wie auch die von Bandura u.a. herausgegebenen Fehlzeiten Reports bieten eine Fülle von Daten und Fakten, die einen repräsentativen Überblick in Deutschland über den Status Quo der Komponenten der oben genannten Wirkungskette geben. Deutlich wird dabei, dass uns die Themen „Psychische Gesundheit" bzw. „Psychische Belastung und Beanspruchung bei der Ausübung von Arbeitstätigkeiten" in Zukunft aufgrund der sich rasant veränderten Arbeitswelt wahrscheinlich noch in verschärfter Form beschäftigen werden.

„In welchem Umfang jedoch arbeitsbedingte psychische Belastung für psychische (oder körperliche) Erkrankungen verantwortlich ist, wie hoch also sogenannte attributable Risiken zu beziffern sind und auch in welchem Umfang arbeitsbedingte psychische Belastung zum Anstieg psychischer Störungen beitragen, ist noch unbekannt" (Stressreport Deutschland 2012, S. 12). Welche Möglichkeiten bietet der Stressreport, für diese Fragen – und damit für das gegenwärtig virulente Thema „Psychische Gesundheit" bzw. ihre pathogene Form „Psychische Erkrankung" neue Antworten zu finden?

Ebenso wie zahlreiche nationale, europäische oder internationale Analysen der letzten Jahre, die sich mit den prozentualen Häufigkeiten von psychischer Belastung und Beanspruchung (oder Stress) in der Arbeitswelt befassen, lassen sich aus solchen Bestandsaufnahmen (Zahlen und Fakten) kaum Erkenntnisse darüber ableiten, wie die (konkreten) strukturellen Bedingungen der Arbeitstätigkeit (Verhältnisse), das aus der Arbeitstätigkeit resultierende Fühlen, Denken und Handeln (Verhalten) und die organisationalen Rahmenbedingungen (gesundheitsbezogene Unternehmens- und Führungskultur) die psychischen Beanspruchungen während der Arbeit und ihre mittel- und langfristigen Folgen (psychische Gesundheit oder psychische Erkrankung) bedingen.

Der Gegenstand „Psychische Gesundheit", der seinen partiellen Ausdruck in der Arbeitswelt vor allem im Konstrukt „psychische Beanspruchung" findet, stellt aufgrund seiner Komplexität allerdings auch viele Herausforderungen. Dies betrifft sowohl die Analyse (Was ist psychische Gesundheit?) als auch die Bewertung (Wann ist die psychische Gesundheit gefährdet?). Kompliziert und schwierig wird es aber vor allem dann, wenn es um die Frage der Gestaltung gesundheitsförderlicher Arbeitsplätze bei konkreten Arbeitstätigkeiten in konkreten Unternehmen geht.

An dieser Stelle setzt dieser Beitrag an und beginnt zunächst auch mit einigen zentralen Fragen, die m.E. im Vorfeld zu klären sind. Die Fragen orientieren sich dabei an einem Paradigma, das seit vielen Jahren aus arbeitspsychologischer Perspektive formuliert und insbesondere im Kontext „Betrieblicher Gesundheitsförderung" Anwendung gefunden hat: Die Einheit von Analyse, Bewertung und Gestaltung". Eberhard Ulich (Ulich & Wülser, 2011) u.a. betrachten dies als grundlegende Voraussetzung für eine theoretisch und wissenschaftlich-methodisch begründete, empirisch fundierte und in der Praxis wirksame Vorgehensweise. Sie zeichnet sich dadurch aus,, dass vor allem diejenigen Phänomene in den Fokus unserer Aufmerksamkeit rücken sollten, die nicht nur einer validen Analyse zugänglich sind, sondern für die auch nachvollziehbare Bewertungskriterien vorliegen und die prinzipiell einer Veränderung bzw. Gestaltung zugänglich sind. Arbeitszufriedenheit oder Stressreaktionen können wir gegebenenfalls valide und zuverlässig messen. Gestaltbar sind jedoch nur die Bedingungen, die sie hervorrufen. Dazu benötigen wir geeignete Analyse- und Wirkungsmodelle mit entsprechenden Evaluationsstudien, beides ist nach wie vor selten.

Ausgehend von dem arbeitspsychologischen Leitbild, dass Analyse, Bewertung und Gestaltung eine Einheit bilden (sollten), stellen sich eine Reihe von Fragen, die in diesem Kontext zu klären sind:

1. Was ist psychische Gesundheit und welche Facetten psychischer Gesundheit sind im Arbeitsleben relevant?

2. Kann man die psychische Beanspruchung während der Arbeit als Kernmerkmal psychischer Gesundheit betrachten und lässt sie sich zuverlässig und valide messen?

3. Wann ist die durch psychische Belastungsfaktoren verursachte Beanspruchung funktional bzw. positiv, wann dysfunktional bzw. negativ? Welche Bewertungs- bzw. Beurteilungskriterien sind hier anzulegen? Welche Bedeutung haben dabei Vergleiche (Benchmarks) zwischen Branchen bzw. verschiedenen Arbeitstätigkeiten?

4. Was zeichnet ein wissenschaftlich fundiertes und zugleich praktikables Analyse- und Wirkungsmodell aus, das individuelle (Verhalten), strukturelle (Verhältnisse) und kulturelle (Werte, Einstellungen) Ursachen psychischer Belastung und Beanspruchung gleichermaßen berücksichtigt?

2 Was ist psychische Gesundheit und welche Facetten psychischer Gesundheit sind im Arbeitsleben relevant?

Bevor wir in Abschnitt 2,4 den Versuch unternehmen, psychische Gesundheit definitorisch einzugrenzen, ist es hilfreich, zunächst die unterschiedlichen Ebenen zu benennen, auf denen wir psychische Gesundheit betrachten können. Psychische Gesundheit kann zumindest auf drei Ebenen bzw. aus drei Perspektiven betrachtet werden kann: (1) der gesellschaftspolitischen und ökonomischen Ebene (Makroebene), (2) auf der Ebene von Organisationen (Mesoebene) sowie (3) aus der Perspektive des individuellen Verhaltens (Mikroebene). Zwischen den drei Ebenen besteht eine wechselseitige, d.h. von ‚oben' und ‚unten' durchlässige Verknüpfung. Prozesse auf der *Mikro- und Mesoebene* sind an diejenigen auf der Makroebene gebunden. Wenn sich aufgrund einer zunehmenden Flexibilisierung, Deregulierung und Subjektivierung von Arbeit die Arbeitsgesellschaft grundlegend wandelt, so wandeln sich auch auf individueller Ebene die Formen der Lebensführung und die Prozesse der beruflichen Tätigkeit. Hoff (2002) verweist in diesem Zusammenhang darauf „… dass Personen ihre eigenen Arbeitsumwelten und Arbeitsbiographien immer häufiger nicht nur selbst mit beeinflussen *können,* sondern sie selbst mit ausgestalten *müssen* "(a.a.O., S. 15, Hervorh. v. Hoff). *Die Wechselbeziehung zwischen Makro- und Mikroebene* thematisieren Semmer & Richter (2004), wenn sie feststellen, dass die beste Grundlage für gute Leistung (deren Voraussetzung eine gute Gesundheit ist) im Alter Erwerb, Gebrauch und Entwicklung von Kompetenzen in jüngeren Jahren sind.

2.1 Psychische Gesundheit in der Gesellschaft und auf ökonomischer Ebene (Makroebene)

In den Industrieländern werden im Jahr 2030 nach Hochrechnungen der Weltgesundheitsorganisation (WHO) die Hälfte der Erkrankungen mit den stärksten Beeinträchtigungen der Lebensqualität (körperliches, psychisches, soziales Befinden) aus dem Bereich der psychiatrischen Erkrankungen (Depressionen, Schizophrenie, Bipolare Störungen) stammen (vgl. Deutsche Gesellschaft für Psychiatrie, Psychotherapie und Nervenheilkunde, 2012; WHO, 2008; Prince, Patel, Saxena, Maj, Maselko, Phillips &

Rahman, 2007). Die Lebenszeitprävalenz für psychische Störungen liegt bei mindestens 50,0 %, Tendenz steigend (vgl. Meyer, 2006; Kessler, Berglund, Demler, Merikangas & Walters, 2005; Kessler, Chiu, Demler, Merikangas & Walters, 2005). Die Deutsche Gesellschaft für Psychiatrie, Psychotherapie und Nervenheilkunde (DGPPN) fordert unter Anbetracht gesundheitspolitischer Entwicklungen *tragfähige Konzepte,* um psychisch Erkrankte auch in Zukunft bestmöglich unterstützen zu können (DGPPN, 2012a).

Über ein Drittel (39,5 %) der Personen, bei denen eine psychische Störung diagnostiziert wurde, wies mehr als eine psychische Störung, auf. Bei Frauen lag der Anteil mit 43,7 % deutlich höher als bei Männern mit 30,5 %. Häufigste Diagnosen waren Angststörungen, Störungen durch psychotrope Substanzen (vor allem Alkoholmissbrauch bzw. -abhängigkeit), affektive Störungen (vor allem Depressionen) sowie somatoforme Störungen, d. h. körperliche Beschwerden mit häufigen Arztbesuchen, für die keine organische Ursache gefunden werden kann (Mehrfachnennungen). Zur Situation in der Psychotherapeutischen Versorgung berichtet das Robert Koch Institut (2008):

- Psychische Krankheiten trugen in den letzten Jahren in steigendem Maß zu Krankschreibungen bei und sind mittlerweile häufigster Grund gesundheitsbedingter Frühberentung
- 37 % der Frauen und 25 % der Männer durchleben innerhalb eines Jahres eine psychische Störung.
- Laut Angaben des Statistischen Bundesamtes schlugen psychische und Verhaltensstörungen mit knapp 23 Milliarden Euro zu Buche.
- Es ist davon auszugehen, dass ein Drittel der erwachsenen Allgemeinbevölkerung im Laufe eines Jahres die diagnostischen Kriterien für das Vorliegen einer psychischen Störung erfüllt.
- Frauen sind, mit Ausnahme der Suchtstörungen, insgesamt deutlich häufiger von psychischen Störungen betroffen als Männer.

Das Robert Koch Institut stellt in seinem Bericht zur Gesundheitssituation in Deutschland 2010 fest:
- 56 % der Frauen und 68 % der Männer berichten eine durchschnittliche oder überdurchschnittliche psychische Gesundheit. In ihrer psychischen Gesundheit beeinträchtigt empfinden sich knapp 14 % der Frauen und 7 % der Männer.

- Mit knapp 59 % ist der Anteil psychisch gesunder Frauen in der Altersgruppe 30 bis 44 Jahre am höchsten. Der niedrigste Anteil psychisch Gesunder findet sich in der Altersgruppe der 65-jährigen und älteren Frauen. Bei Männern zeigen sich keine bedeutsamen Unterschiede in der psychischen Gesundheit nach Alter.

- Es besteht ein enger Zusammenhang zwischen Bildung und psychischer Gesundheit: Je höher der Bildungsstatus, desto höher ist auch der Anteil von Menschen mit mindestens durchschnittlicher psychischer Gesundheit. Die Unterschiede zwischen den Bildungsgruppen sind bei Frauen und Männern statistisch signifikant.

- Frauen und Männer mit einer starken sozialen Unterstützung sind zu einem signifikant höheren Anteil psychisch gesund als diejenigen mit geringer oder mittlerer sozialer Unterstützung.

- Bei gleichzeitiger Betrachtung der Einflussfaktoren Alter, Bildung, soziale Unterstützung und subjektive Gesundheit zeigt sich, dass die ausgewählten Faktoren voneinander unabhängig mit der psychischen Gesundheit in Zusammenhang stehen". (Hapke, von der Lippe, Busch & Lange, 2010, S. 39).

2.2 Psychische Gesundheit im Arbeitsleben (Mesosebene)

Auf der *Mesoebene* geht es um die psychische Gesundheit in Unternehmen, die oft mit dem Schlagwort „Gesunde Unternehmen" gekennzeichnet ist. Auch das gegenwärtig häufig diskutierte Thema „Gesunde Führung" ist hier einzuordnen. Dass Gesundheit als wirtschaftlicher Faktor zunehmend in das Bewusstsein der Entscheidungsträger und Verantwortlichen von Unternehmen tritt, hat seinen Grund insbesondere in folgenden beobachtbaren Trends bzw. Veränderungen in der Arbeitswelt:

- *Erhöhte Anforderungen an die psychische Leistungsfähigkeit der Beschäftigten.* Grund dafür sind u. a. der beobachtbare Wandel in der Arbeitswelt im Hinblick auf: prekäre Arbeitsverhältnisse, Flexibilisierung der Arbeitszeiten, Reorganisation von Unternehmensstrukturen, neue Arbeitsformen (z. B. Call Center, Zeitarbeit) erhöhter Zeitdruck, zunehmende Arbeitsintensität und Beschleunigung der Prozesse, Dezentralisierung, vermehrter Einsatz von Informations-Technologien, Globalisierung.

- *Veränderung (inner-)betrieblicher Altersstrukturen aufgrund des demographischen Wandels und der damit einhergehende Fachkräftemangel.* Die Rente mit 67 macht nur dann Sinn, wenn auch die Qualität der Arbeit so gestaltet ist, dass sie sowohl die Gesundheit als auch die Arbeitsmotivation (Freude an der Arbeit) aufrechterhält und fördert. Damit gewinnt das Thema *Beschäftigungs- und Arbeitsfähigkeit der Bevölkerung* gegenwärtig besonderes Gewicht.
- *Zunahme psychischer Belastungen und den damit einhergehenden psychischen Beanspruchungen.* Die Umfragen der letzten Jahre in Unternehmen zu Stress und psychischer Belastung verzeichnen einen kontinuierlichen Anstieg (vgl. Stressreport der BAuA, 2012).
- Anstieg psychischer Erkrankungen (z. B. Burnout). Die Fehlzeitenanalysen aller gesetzlicher Krankenkassen machen deutlich, dass krankheitsbedingte Fehlzeiten mit der Diagnose „Psychische und Verhaltensstörungen" inzwischen an dritter Stelle aller Arbeitsunfähigkeitsfälle liegen, wobei die Erkrankungsdauer mit dem Alter kontinuierlich ansteigt (Wieland, 2008; Fehlzeitenreport 2009; RKI, 2011; Latocha, 2013).
- Zunehmender Anteil der Personen, die krank zur Arbeit gehen (Präsentismus) sowie damit einhergehende Produktivitätsverluste (vgl. Schultz & Edington, (2007); Wieland & Hammes, 2010; Steinke & Badura, 2011).

Eine aktuelle Bestandsaufnahme über die Psychische Gesundheit am Arbeitsplatz in Deutschland liefert der im Jahr 2008 vom Berufsverband Deutscher Psychologinnen und Psychologen (BDP) veröffentlichte Bericht. Er gibt einen Überblick über die psychischen Belastungen und die Krankheitslast in Verbindung mit dem Arbeitsleben. In diesem Bericht wird von Eberhard Ulich ein Gesamtüberblick gegeben, der verdeutlicht, dass:

- Psychische Erkrankungen hinsichtlich der AU-Tage mit 44,1 Millionen Tagen nach Krankheiten des Muskel-Skelett-Systems (97,8 Mio. Tage), Krankheiten des Atmungssystems (60,9 Mio. Tage) und Verletzungen und Vergiftungen (53,5 Mio. Tage) an vierter Stelle stehen.
- der durch Psychische Erkrankungen bedingte Produktionsausfall 4 Milliarden Euro, und

- der Ausfall an Bruttowertschöpfung auf 7 Milliarden Euro geschätzt wird.

Weitergehende Analysen zeigen, dass die auf die Diagnosegruppe Psychische und Verhaltensstörungen entfallenden Abwesenheitstage im Zeitraum 2001 bis 2005 von 33,60 Mio. Abwesenheitstage im Jahr 2001 auf 44,10 Mio. Abwesenheitstage im Jahr 2005 zu genommen haben. Dies entspricht einer Zunahme von 31,3 %. Der Bericht des BDP verdeutlich auch: Heute ist es nicht mehr allein die Arbeitslosigkeit, die zu erheblichen psychischen Beschwerden führt, sondern darüber hinaus auch schon die permanente Sorge um den Arbeitsplatz. Arbeitsüberlastung, hoher Erfolgsdruck und Mangel an sozialer Anerkennung führen unter denen, die um ihren Arbeitsplatz fürchten, zu sozialen Spannungen, psychischen Beanspruchungen und chronischem Stress.

2.3 Psychische Gesundheit auf individueller Ebene (Mikroebene)

Auf individueller Ebene stellen psychische und körperliche Gesundheit ein hohes individuelles Gut und Sinnbild für Lebensqualität und Leistungsfähigkeit dar – Gesundheit ist nicht alles, aber ohne Gesundheit ist alles nichts. Der (funktionale) Gesundheitszustand ist für die Lebensqualität von großer Bedeutung. Nicht allein bei der Ursachenforschung von Erkrankungen sind die Wechselbeziehungen zwischen Körper und Geist und Leib und Seele bedeutsam. Auch das alltägliche Wohlbefinden ist eng an die körperliche Gesundheit gekoppelt (Becker, 1982; Abele & Becker, 1991; Zautra & Hempel, 1984). So spiegelt sich z. B. ein glückhaft gesteigertes Lebensgefühl messbar in bestimmten Körperfunktionen: Das Herz schlägt schneller, der Hautwiderstand sinkt als Indikator emotionaler Erregung (Diener, Lucas & Smith, 1999). Ebenso lassen sich enge Kopplungen zwischen dem persönlichen und konsumtiven Nutzen, den man aus seinem Einkommen erzielen kann, und dem Gesundheitszustand annehmen. Psychische Gesundheit wird als »Zustand des Wohlbefindens beschrieben, in dem der Einzelne seine Fähigkeiten ausschöpfen, die normalen Lebensbelastungen bewältigen, produktiv und fruchtbar arbeiten kann und imstande ist, etwas zu seiner Gemeinschaft beizutragen« (WHO 2001). „Psychische Gesundheit ist eine Voraussetzung dafür, das eigene intellektuelle und emotionale Potenzial verwirklichen zu können und eine Rolle in der Gesellschaft, in der Schule und im Arbeitsleben finden und erfüllen zu können" (Hapke, von der Lippe, Busch & Lange, 2010). Die Kompetenz zur Erhaltung der eigenen Gesundheit wird von Wieland & Hammes (2009, 2010) als Gesundheitskompetenz bezeichnet.

2.4 Psychische Gesundheit in der Arbeitswelt – Was ist das?

2.4.1 Gesundheitsbegriff

Gesundheit ist mehr als die Abwesenheit von Krankheit; sie ist ein „Zustand des umfassenden körperlichen, geistigen und sozialen Wohlbefindens" WHO, Ottawa-Charta, (1986). Dieser Zustand ist nicht statisch, sondern das Ergebnis eines Prozesses (Udris et al., 1992). Diese Definition kennt fast jede/r, die/der sich mit Thema Betriebliche Gesundheitsförderung in der Ausbildung (Studium), in Forschung und Lehre, in einschlägigen Institutionen oder in der Beratungsbranche beschäftigt. Für Beschäftige in Unternehmen – Führungskräfte wie MitarbeiterInnen – gilt dies in der Regel jedoch (noch) nicht. Gesund ist, wer nicht krank ist.

Gesundheit war und ist ein „…vielschichtiger normativer Begriff, der das Ergebnis sich wandelnder Gruppeninteressen und gesellschaftlicher Diskussionen …" (Ulich & Wülser, 2004, S. 39) darstellt. Deutlich wird dies gegenwärtig auch vor dem Hintergrund der Diskussion psychischer Erkrankungen und Burnout in der Arbeitswelt. Diese Diskussion hat vor allem deutlich gemacht, dass eine große Zahl von Personen mit dem Wort „psychisch" häufig eine krankheitsbezogene Perspektive (psychische Erkrankung) verbindet. Dass dieser Begriff – ebenso wie die Begriffe „Psychische Belastung" und Psychische Beanspruchung" in der ISO 10075 zunächst wertneutral zu sehen ist, diese Sichtweise trifft man außerhalb des wissenschaftlichen bzw. fachlichen Kontextes nach wie vor selten an. Was (psychische) Gesundheit bedeutet, wie sie sich von Krankheit abgrenzt, wird nach wie vor sehr unterschiedlich gesehen. „Unterschiede finden sich nicht nur in den Definitionsbestandteilen, sondern auch in Annahmen darüber, wie Gesundheit erhalten, geschwächt oder stabilisiert werden kann. Implizite Übereinstimmung besteht in der Regel darüber, dass Gesundheit eine Bedeutung von positiv, richtig, wünschenswert, normal oder normativ gebilligt zugeordnet wird" (Greiner, 1998, S. 39/40).

Udris et al. (1992, S. 12) betrachten Gesundheit aus handlungs- und systemtheoretischer Perspektive. Gesundheit ist nach ihrer Auffassung (1) ein Zustand dynamischen (Fließ-)Gleichgewichts (Balance) innerhalb der Person und der Umwelt und kann (2) als Prozess zielgerichteter, präventiver und protektiver Handlungen bzw. der erfolgreichen Bewältigung von Anforderungen und Belastungen aufgefasst werden. In Anlehnung an diese Betrachtungen kann *Gesundheit* als prozesshaftes Geschehen aufgefasst werden, indem insbesondere folgende Komponenten eine zentrale Rolle spielen: (1) die Einstellungen, Werte und Überzeugungen im Hinblick auf Gesundheit, (2) die Fähigkeit der Person im Arbeitsprozess (sowie außerhalb der Arbeitswelt) auftretende Anforderungen und Belastungen erfolgreich zu bewältigen, sowie (3) wünschenswerte Zielzustände (Gesundheit) herzustellen und unerwünschte Zustände (Krankheit) zu vermeiden, und damit langfristig eine Balance zu erreichen, die sich dadurch auszeichnet, dass körperliches und seelisches Wohlbefinden gegenüber negativen, gesundheitsbeeinträchtigenden Zuständen überwiegt (vgl. Wieland, 2010; S. 874).

2.4.2 Gesundheit als individuelle und organisationale Handlungskompetenz

In der *Arbeitstätigkeit* bzw. aus arbeitspsychologischer Perspektive kann *Gesundheit als Handlungskompetenz* von Individuen, Gruppen bzw. organisatorischen Einheiten oder eines Unternehmens insgesamt betrachtet werden. Demensprechend lassen sich zwei Ebenen der Gesundheitskompetenz unterscheiden: die individuelle und organisatorische Gesundheitskompetenz.

2.4.2.1 Gesundheit als individuelle Handlungskompetenz

Gesundheit als individuelle Handlungskompetenz (individuelle Gesundheitskompetenz) bezieht sich auf die individuellen Erfahrungen, Erwartungen und Fähigkeiten, die eigene Gesundheit durch geeignete Maßnahmen zu erhalten und zu fördern, und gesundheitlichen Beschwerden und Erkrankungen aktiv und wirksam zu begegnen. Auf der Handlungsebene beinhaltet sie die Fähigkeit: (a) durch selbstorganisiertes und eigenverantwortliches Handeln das eigene körperliche, geistige und soziale Wohlbefinden (psychische Gesundheit) zu erhalten und herzustellen, (b) im Arbeitsprozess auftretende Anforderungen und Belastungen erfolgreich zu bewältigen, sowie (c) körperliche Beschwerden und Erkrankungen durch geeignete Maßnahmen zu vermeiden oder zu bewältigen.

Menschen unterscheiden sich in der Art und Weise, wie sie mit ihrer Gesundheit umgehen, wie viel Vorsorge sie betreiben und welche Strategien sie zur Bewältigung körperlicher Beschwerden oder von Krankheiten entwickelt haben. Gesundheitsbezogene Werte, Einstellungen und Gewohnheiten (z. B. Ernährung, Bewegung), das Verantwortungsgefühl für sich selbst und für andere Bezugspersonen, das Vertrauen in die Wirksamkeit des eigenen Handelns (Selbstwirksamkeit) und die Fähigkeit, Krankheiten aktiv und wirksam zu begegnen, haben einen bedeutenden Einfluss auf die Gesundheit.

Die individuelle Gesundheitskompetenz stellt ein relativ überdauerndes Persönlichkeitsmerkmal dar, dass einen engen Bezug zur Selbstwirksamkeit von Bandura (1997) aufweist. Schwarzer (2001, 2008) geht davon aus, dass der Selbstwirksamkeitserwartung bzw. Kompetenzerwartung ("self-efficacy"; Bandura, 1997) in jeder Phase gesundheitsbezogenen Denkens und Handelns eine unterstützende Rolle zukommt. Dabei definiert er Selbstwirksamkeitserwartung als „die subjektive Gewissheit, neue oder schwierige Anforderungssituationen aufgrund eigener Kompetenz bewältigen zu können" (Schwarzer, 2002, S. 251).

2.4.2.2 Gesundheit als organisationale Handlungskompetenz

Im Kontext des Betrieblichen Gesundheitsmanagements wird ein systematischer und konsequenter Umgang mit der „Ressource Gesundheit" immer mehr zu einem entscheidenden Faktor bei der Sicherung der Wettbewerbs- und Leistungsfähigkeit eines Unternehmens (vgl. Badura & Hehlmann, 2003; Bertelsmann Stiftung und Hans-Böckler-Stiftung, 2004; Ulich & Wülser, 2009; Wieland, 2010). Dadurch rückt die organisationale Gesundheitskompetenz als *gesundheitsförderliche Qualität der Arbeit* in den Vordergrund (vgl. dazu Richter, 2002). Darunter versteht man die Fähigkeit und die Potenziale einer Organisation, durch eine gesundheitsförderliche Gestaltung der Arbeitsbedingungen, gesunde Führung und eine gesundheitsbezogene Unternehmens- und Führungskultur die Gesundheit (Human-Ressourcen) ihrer Mitarbeiterinnen und Mitarbeiter zu erhalten und zu fördern. Sichtbar wird dies anhand der Gesundheitskultur eines Unternehmens, den gesundheitsbezogenen Angeboten und Maßnahmen sowie den Aktivitäten und Maßnahmen, die ein Unternehmen in die Gesundheit seiner Beschäftigten investiert (Betriebliches Gesundheitsmanagement).

Betriebliches Gesundheitsmanagement (BGM) als Beitrag organisationaler Gesundheitskompetenz umfasst die Entwicklung integrierter und nachhaltiger betrieblicher Strukturen, Prozesse und Verhaltensweisen, die die gesundheitsförderliche Gestaltung der Arbeitstätigkeit und Arbeitsorganisation, die Entwicklung der Gesundheitskultur sowie der Gesundheitskompetenz der Führungskräfte und Beschäftigten zum Ziel haben. Dabei sollten Unternehmen so geführt werden, „...dass Sicherheit und Gesundheit bei der Arbeit als unternehmenspolitische Zielsetzungen dem vorrangigen, ertragsorientierten Unternehmensziel zugeordnet und mindestens gleichwertig neben anderen Zielsetzungen, wie Umsatz, Qualität und Umweltschutz gestellt und konsequent umgesetzt werden" (Zimolong, Elke & Bierhoff, 2008, S. 181).

Betriebliche Gesundheitsförderung (BGF) als Beitrag organisationaler Gesundheitskompetenz basiert auf der Vorstellung, dass Gesundheit nicht als statischer Zustand, sondern als Entwicklungsprozess zu verstehen ist. „Gesundsein" ist das Ergebnis eines Prozesses der Selbst-Organisation und Selbst-Erneuerung, in dem Gesundheit vom Organismus ständig hergestellt werden muss (vgl. Udris, 2006). Daraus abgeleitet ist die Vorstellung, dass Gesundheit auch entwickelt werden kann. Nach der „Ottawa-Charta" der WHO (1986) wird dabei der Organisation der Arbeit und der Gestaltung der Arbeitsbedingungen ein besonderer Stellenwert zugeschrieben (vgl. dazu Ulich, 2005; Ulich & Wülser, 2009). Nach der Ottawa-Charta zielt Gesundheitsförderung auf einen Prozess, „... allen Menschen ein höheres Maß an Selbstbestimmung über ihre Lebensumstände und Umwelt zu ermöglichen und sie damit zur Stärkung ihrer Gesundheit zu befähigen [...]. Menschen können ihr Gesundheitspotential nur dann entfalten, wenn sie auf die Faktoren, die ihre Gesundheit beeinflussen, auch Einfluss nehmen können [...]. Die Art und Weise, wie eine Gesellschaft die Arbeit und die Arbeitsbedingungen organisiert, sollte eine Quelle der Gesundheit und nicht der Krankheit sein. Gesundheitsförderung schafft sichere, anregende, befriedigende und angenehme Arbeits- und Lebensbedingungen".

Wesentliche *Potenziale organisationaler Gesundheitskompetenz* liegen in der beanspruchungsoptimalen Gestaltung der Arbeitsaufgaben, in mög-

lichst störungsfreien Arbeitsabläufen, gesundheitsförderlichen Arbeitsbedingungen, einer unterstützenden Führungskultur sowie in der sozialen
Unterstützung durch KollegInnen und Vorgesetzte. Störungen und ihre
Ursachen zu identifizieren und durch geeignete Maßnahmen zu beseitigen,
ist von doppeltem Interesse: Zum einen werden dadurch Arbeitsprozesse
effektiver; zum anderen verbessern sich das Wohlbefinden und die Gesundheit. Wenn die innere Steuerung der Arbeitstätigkeit – die Regulation
und gedankliche Planung – weitgehend flüssig und störungsfrei ablaufen
kann, werden Ärger, zusätzlicher Zeitaufwand und negative Beanspruchungen wie z.b. körperliches Unwohlsein oder Nervosität vermieden
(vgl. dazu auch Wieland, 2010). Als spezifisches Merkmal organisationaler
Gesundheitskompetenz kann die alters- und alternsgerechte Gestaltung der
Arbeitsaufgaben und -bedingungen, die die spezifischen Fähigkeiten und
Möglichkeiten älterer Arbeitnehmerinnen und Arbeitnehmer berücksichtigt, betrachtet werden.

3 Psychische Beanspruchung während der Arbeit

Eingangs hatten wir in Bezug auf die psychische Beanspruchung folgende
Fragen formuliert: Kann man die psychische Beanspruchung während der
Arbeit als Kernmerkmal psychischer Gesundheit betrachten und lässt sie
sich zuverlässig und valide messen? Wann ist die durch psychische Belastungsfaktoren verursachte Beanspruchung funktional bzw. positiv, wann
dysfunktional bzw. negativ? Welche Bewertungs- bzw. Beurteilungskriterien sind hier anzulegen? Welche Bedeutung haben dabei Vergleiche
(Benchmarks) zwischen Branchen bzw. verschiedenen Arbeitstätigkeiten?
    Die erste Frage ist eindeutig zu beantworten: Die (arbeitsbedingte) psy-
chische Gesundheit hängt in entscheidendem Ausmaß von der während der
Arbeitstätigkeit erlebten psychischen Beanspruchung ab. Dabei können
„arbeitsbedingte Belastungen mit Beanspruchungen und Folgen verbunden
sein, die nützlich, lohnend und persönlichkeits- sowie gesundheitsförderlich sind und/oder mit Beanspruchungen, die hohe psychophysische Kosten
verursachend und gesundheitsschädlich sind" (Wieland-Eckelmann, 1992,
S. 28).

3.1 Doppelrolle der Beanspruchung

Gute Arbeitsergebnisse sind ohne Anstrengung nicht zu erzielen. Die Erledigung von Arbeitsaufgaben erfordert die Inanspruchnahme psychischer (interner) Ressourcen. Aufmerksamkeit und Konzentration, länger ausdauernde geistige oder körperliche Tätigkeit, die Regulierung unseres „Gefühlshaushaltes" sowie kommunikative und kooperative Aktivitäten beanspruchen unsere persönlichen Ressourcen in vielfältiger Weise. Die psychische Beanspruchung erscheint dabei stets in einer „Doppelrolle": Einerseits hat sie einen Nutzeneffekt, wenn sie förderlich (funktional) für die Bewältigung der anfallenden Arbeitsanforderungen ist, oder deren Bewältigung mit Freude, Stolz und Lernfortschritten verbunden ist. Andererseits hat die Beanspruchung durch den Verbrauch psychischer und energetischer Ressourcen auch ihren Preis. Der Kosteneffekt ist umso ausgeprägter je mehr negative, stressähnliche Beanspruchungszustände während der Arbeit auftreten.

Nutzeneffekt der Beanspruchung. Ähnlich wie beim Joggen, wo vor allem die physischen Ressourcen stark beansprucht werden und nach einiger Zeit verbraucht sind, ist die Beanspruchung psychischer Ressourcen bei der Arbeit grundsätzlich nicht schädlich. Es kommt darauf an, um welche Art der Beanspruchung es sich handelt. Positiv ist die Inanspruchnahme mentaler Ressourcen (geistige Anstrengung), die ausdauernde Konzentration auf ein Ziel (motivationale Ressource), die Freude und Begeisterung an der Arbeit (emotionale Ressource). Auch der Verbrauch energetischer Ressourcen (physische Energie, Fitness) kann, wenn bestimmte Grenzen nicht überschritten werden, mit einem Gefühl der Zufriedenheit einhergehen. Diese Art des Ressourceneinsatzes und die dabei erlebte Anstrengung werden von den meisten Personen sehr positiv erlebt. Sie vermittelt das gute Gefühl etwas erreicht zu haben, erzeugt ein hohes Selbstwertgefühl und ist mit positiven Emotionen (Freude, Stolz) verbunden.

Kosteneffekt der Beanspruchung. Stressähnliche Beanspruchungszustände wie innere Anspannung, Gereiztheit und nervöse Unruhe oder Gefühle der Unlust und Langeweile (Monotonieerleben) verbrauchen psychische Ressourcen, die für die Aufgabenbewältigung wenig Nutzen haben. Sie entstehen z. B. bei wenig abwechslungsreichen Aufgaben, bei der Arbeit unter hohem Zeitdruck und geringem Handlungsspielraum. Auch Aufgaben, die den Fähigkeiten und Bedürfnissen der Beschäftigten nicht entsprechen oder eine Überforderung darstellen sind häufig mit negativen Beanspruchungen verbunden.

In beiden Beispielen ist die psychische Beanspruchung während der Arbeit hoch. Unterschiedlich ist jedoch ihre Qualität und damit die Beanspruchungsbilanz am Ende des Tages: Im ersten Fall ist sie positiv, der Nutzeneffekt der Beanspruchung überwiegt; im anderen Fall ist die Bilanz negativ; der Kosteneffekt überwiegt. Die Doppelrolle der Beanspruchung im Arbeitsprozess macht deutlich: Betriebliches Gesundheitsmanagement zielt nicht darauf ab, die psychische Beanspruchung der Beschäftigten möglichst gering zu halten; auch Unterforderung kann Stressreaktionen auslösen.

Es geht nicht darum, die Arbeit möglichst beanspruchungsarm zu gestalten. Ziel sollte vielmehr die beanspruchungsoptimale Gestaltung der Arbeit sein.

3.2 Funktionale und dysfunktionale Beanspruchung

Funktionale Beanspruchung besteht in der Aktivierung mentaler und motivationaler Ressourcen, die mit positiven Emotionen, Gefühlen der Selbstwirksamkeit und persönlichem Kompetenzerleben einhergehen; dysfunktionale Beanspruchung ist durch negative emotionale Zustände (innere Anspannung, Nervosität, Irritation, Gereiztheit), sowie unangenehme körperliche Befindlichkeiten (Verspannungen, Schmerz, Unbehagen) gekennzeichnet. Mentale (konzentriert, aufmerksam) und motivationale (leistungsbereit, energiegeladen) Beanspruchungszustände bilden das Konstrukt „funktionale Beanspruchung"; emotionale (nervös, aufgeregt, entspannt[2]) und physische (körperlich unwohl) Beanspruchungszustände repräsentieren das Konstrukt „dysfunktionale Beanspruchung". Die positiven Wirkungen funktionaler und die negativen dysfunktionaler Beanspruchung sind in Tabelle 1 zusammengefasst.

---

[2] Das Item „entspannt" wird umgepolt.

Tabelle 1: Doppelrolle der Beanspruchung: Nutzen- und Kostenaspekt bzw. funktionale und dysfunktionale Beanspruchung (aus Wieland & Scherrer, 2001).

Nutzenaspekt der Beanspruchung (positive, funktionale Beanspruchung)	Herstellung des Arbeitsproduktes, Erhalt und Erwerb von Fähigkeiten und Fertigkeiten, Erzeugung und Aufrechterhaltung der Arbeitsmotivation und -zufriedenheit, Kompetenzerleben und -entwicklung, Kontrollerleben
Kostenaspekt der Beanspruchung (negative, dysfunktionale Beanspruchung)	Verbrauch energetischer und psychischer Ressourcen, Fehlregulation bei Überforderung, Stresszustände, nervöse Anspannung, Ärger, Angst, körperliche und psychosomatische Beschwerden

3.3 Beanspruchungsbilanz als Bewertungskriterium gesundheitsförderlicher Arbeit

Psychische Beanspruchung ist eine *subjektive Größe,* die einer *objektiven Bewertung* nur schwer zugänglich ist. Wann können Beanspruchungszustände als gesundheitsförderlich, wann als gesundheitsbeeinträchtigend angesehen werden? Das Konzept der Beanspruchungsbilanz, das von der Bilanzierung funktionaler (positiver) und dysfunktionaler (negativer) Beanspruchungszustände ausgeht, liefert dazu eine Antwort.

Eine *positive Beanspruchungsbilanz* liegt dann vor, wenn funktionale, positive Beanspruchungszustände während der Arbeit überwiegen. Fühlt sich jemand meistens eher „energiegeladen/ tatkräftig" und nur relativ selten „nervös/aufgeregt", dann ist seine Bilanz positiv. Fühlt sich jemand dagegen überwiegend „nervös/aufgeregt" und relativ selten „energiegeladen/tatkräftig", dann liegt eine *negative Beanspruchungsbilanz* vor. Somit erhält man aus der Differenz von positiver und negativer Beanspruchung einen Kennwert der als „Beanspruchungsbilanz" bezeichnet wird. Den Zusammenhang zwischen funktionaler und dysfunktionaler Beanspruchung und Beanspruchungsbilanz zeigt Abbildung 1.

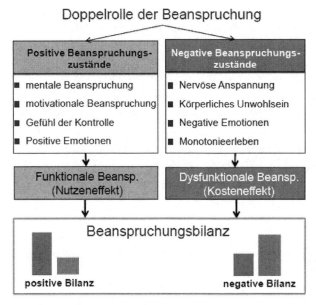

Abbildung 1: Doppelrolle der Beanspruchung

Wie aus Abbildung 1 ersichtlich, ist eine positive Bilanz durch eine hohe Ausprägung funktionaler und eine niedrige Ausprägung dysfunktionaler Beanspruchungszustände während der Arbeit gekennzeichnet; die negative Bilanz durch das umgekehrte Muster. Ist also der Nutzen größer als die Kosten, entsteht eine positive Beanspruchungsbilanz; sind die Kosten höher als der Nutzen ist die Bilanz negativ (vgl. dazu Schönpflug, 1979; Wieland, 2000). Der Kennwert für die Beanspruchungsbilanz resultiert aus der standardisierten Differenz (Z-Werte) von funktionaler (positiver) und dysfunktionaler (negativer) Beanspruchung während der Arbeit (vgl. Wieland, Winizuk & Hammes, 2009). In der praktischen Anwendung verwenden wir häufig auch die Differenz der Absolutwerte (Mittelwerte). Dies ist anschaulicher, weil so z. B. Bilanzkennwerte verschiedener Unternehmen und/oder Tätigkeiten leichter vergleichbar sind.

Die Beanspruchungsbilanz[3] ist ein guter Indikator für die Qualität der Arbeitsgestaltung (vgl. dazu Wieland 2004; Wieland/Krajewski/Memmou 2006; Wieland, Winizuk & Hammes, 2009). Sie stellt zudem einen geeig-

---

[3] Eine inhaltlich ähnliche Konzeption findet sich bei Schallberger (2006), der die Dimensionen positive und negative Aktivierung unterscheidet.

neten Kennwert zur Evaluation von Maßnahmen betrieblicher Gesundheitsförderung dar (vgl. Wieland & Görg, 2009). Beschäftige an Arbeitsplätzen mit einer negativen Beanspruchungsbilanz, so zeigen unsere Studien, berichten im Vergleich zu solchen mit einer positiven Bilanz deutlich häufiger von körperlichen Beschwerden (Muskel-Skelett-, Herz-Kreislauf und Magenbeschwerden) sowie unspezifischen Beschwerden wie Nervosität, Konzentrationsstörungen und Schlaflosigkeit. Ebenso sind ihre Fehlzeiten deutlich höher ausgeprägt (vgl. Hammes, Wieland & Winizuk, 2009). Im Kontext des Betrieblichen Gesundheitsmanagements kann deshalb die an einem Arbeitsplatz täglich erlebte Beanspruchungsbilanz auch als „arbeitsbedingte Gesundheitsbilanz" bezeichnet werden.

3.4 Kontrollerleben als spezifische Form psychischer Beanspruchung

Im Job Demand-Control Modell (JDC Modell) werden "control" bzw. "decision latitude" definiert als die potenzielle Kontrolle, die ein Arbeitsplatzinhaber über seine Aufgaben und Ausführungsbedingen hat (vgl. Karasek & Theorell, 1990, S. 60). Kontrolle bzw. Kontrollierbarkeit liegt dann vor, wenn Beschäftigte die eigenen Arbeitsweisen selbst bestimmen bzw. eigenständig zwischen verschiedenen Handlungsalternativen wählen können (zum Kontrollkonzept, vgl. auch Frese, 1977,1987, Oesterreich, 1999; Grote, 1997).

Während sich im JDC Modell „control" auf (objektive) Eigenschaften der Arbeitssituation bezieht, beinhaltet Kontrollerleben die subjektiven Wirkungen dieser Eigenschaften. Kontrollerleben ist in der Regel dann hoch ausgeprägt, wenn man das Gefühl hat, alles im Griff zu haben, oder glaubt, eine Situation durch eigne Aktivitäten bewältigen zu können. Das Gefühl der Unkontrollierbarkeit von Situationen beeinflusst die motivationale, mentale und auch emotionale Beanspruchung; sie kann zu Passivität, Leistungseinschränkungen, Resignation und Ängstlichkeit führen und so zur Entstehung gelernter Hilflosigkeit beitragen (vgl. Abramson, Seligman & Teasdale, 1978; Maier & Seligman, 1976). Sie wirkt sich negativ auf Eigeninitiative (Frese & Fay, 2004) und Motivation zu aktivem Handeln aus, sowie die Fähigkeit, Erfolge als selbstverursacht wahrzunehmen.

Kontrollerleben wird einerseits durch objektive Merkmale der Situation, andererseits durch Merkmale der Person beeinflusst (vgl. dazu

Spector, Zapf, Chen, & Frese, 2000; Rau, Hoffmann, Morling, & Rösler, 2007). Kontrollüberzeugung (Rotter, 1966; Krampen, 2000) und Selbstwirksamkeit („self-efficacy", Bandura 1977,1995, 1997; Schwarzer, 2002, 2004) sind wesentliche personale Ressourcen dafür, objektiv vorhandene Kontrollspielräume auch tatsächlich zu nutzen (s. auch Nerdinger, 2013). Selbstwirksamkeitsüberzeugungen haben auch Einfluss auf die Befindlichkeit am Arbeitsplatz. Beschäftigte mit geringer Selbstwirksamkeit reagierten bei hoher Arbeitsbelastung (Dauer und Intensität) mit stärkeren körperlichen und psychischen Stresssymptomen im Vergleich zu Personen mit hoher Selbstwirksamkeit (Jex & Bliese, 1999; Grau, Salanova & Peirò, 2001). Beschäftigte mit einer hohen Selbstwirksamkeitsüberzeugung können berufliche Anforderungen und Belastungen sowie Stress am Arbeitsplatz besser bewältigen, als Personen mit geringer Selbstwirksamkeit (Schaubroeck & Merrit, 1997; Schaubroeck, Lam & Xie, 2000).

3.5 Messung psychischer Beanspruchung während der Arbeit

Auf der Grundlage der konzeptuellen Überlegungen in den vorherigen Abschnitten, wurde ein Fragebogen zur Erfassung psychischer Beanspruchung während der Arbeit entwickelt (vgl. dazu auch Wieland, 2004; Wieland, Krajewski & Memmou, 2006; Hammes, Wieland & Winizuk, 2009; Hammes & Wieland, 2010). Nachfolgend wird die Kurz-Version dieses Fragebogens dargestellt, um zu verdeutlichen, dass sich die psychische Beanspruchung während der Arbeit zuverlässig und mit vergleichsweise geringem Aufwand messen lässt. Erfasst wird die psychische Beanspruchung mit der Eigenschaftswörterliste zur Erfassung von Emotionen und des Beanspruchungserlebens während der Arbeit, EEB; Wieland & Hammes, 2010). Sie besteht im Gegensatz zu einer Langversion mit 25 Items aus 10 Items bzw. Eigenschaftswörtern, die drei Beanspruchungsdimensionen abbilden: Funktionale, positive Beanspruchung, dysfunktionale negative Beanspruchung sowie Kontrollerleben (s. dazu Tabelle 2).

Tabelle 2: EEB Kurzform – Fragen zur psychischen Befindlichkeit während der Arbeit**

Bitte schätzen Sie mit den folgenden Eigenschaftswörtern ein, wie sie sich während der Arbeit im Allgemeinen fühlen.

Wählen Sie bitte aus den vorgegebenen Antwortmöglichkeiten diejenige aus, die am besten angibt, wie Sie sich im Allgemeinen fühlen. Antworten Sie möglichst spontan, es gibt keine richtigen oder falschen Antworten.

Im Allgemeinen fühle ich mich während der Arbeit...	kaum	etwas	einigermaßen	ziemlich	stark	sehr stark	außerordentlich
1. energiegeladen (fB)*	☐	☐	☐	☐	☐	☐	☐
2. nervös (dB)	☐	☐	☐	☐	☐	☐	☐
3. einflussreich (Kontrollerleben)	☐	☐	☐	☐	☐	☐	☐
4. körperlich verspannt (dB)	☐	☐	☐	☐	☐	☐	☐
5. leistungsbereit (fB)	☐	☐	☐	☐	☐	☐	☐
6. aufgeregt (dB)	☐	☐	☐	☐	☐	☐	☐
7. körperlich unwohl (dB)	☐	☐	☐	☐	☐	☐	☐
8. aufmerksam (fB)	☐	☐	☐	☐	☐	☐	☐
9. konzentriert (fB)	☐	☐	☐	☐	☐	☐	☐
10. selbstsicher (Kontrollerleben)	☐	☐	☐	☐	☐	☐	☐

* Legende: (fB) = funktionale, positive Beanspruchung; (dB) = dysfunktionale, negative Beanspruchung
** Copyright: Rainer Wieland, 2010

Um Hinweise dafür zu erhalten, wie die psychische Beanspruchung und das Erleben während der Arbeit den Gesundheitszustand als längerfristige Beanspruchungswirkung beeinflussen, wurden zusätzlich der gegenwärtige Gesundheitszustand sowie der gegenwärtige Gesundheitszustand im Vergleich zu anderen Personen gleichen Alters und Geschlechts erfragt.

Die Beurteilung des eigenen Gesundheitszustandes wurde mit der Frage erfasst:

Wie schätzen Sie Ihren gegenwärtigen Gesundheitszustand ein?

☐ sehr gut   ☐ eher gut   ☐ mittelmäßig   ☐ eher schlecht   ☐ sehr schlecht

Die Beurteilung des Gesundheitszustand im Vergleich zu anderen Personen mit der Frage:

Wie schätzen Sie Ihren gegenwärtigen Gesundheitszustand im Vergleich zu anderen Personen Ihres Alters und Geschlechts ein?

☐ wesentlich schlechter ☐ schlechter ☐ etwas schlechter ☐ genauso
☐ etwas besser ☐ besser ☐ wesentlich besser

Ein Verfahren zur Messung psychischer Beanspruchung bleibt ein „akademisches Konstrukt", wenn es nicht in ein theoretisch hinreichend begründetes, empirisch fundiertes und praktikables Analyse- und Wirkungsmodell eingebettet ist. Im nachfolgenden Kapitel werden deshalb in knapper Form zunächst die Grundzüge eines solchen Modells beschrieben. Ziel ist dabei, für die Forschung als auch die betriebliche Praxis ein Rahmenmodell zu bieten, das die Grundlagen dafür schafft, psychische Beanspruchung a) innerhalb eines arbeitspsychologischen Analyse- und Gestaltungsmodells zu verorten, und (b) Voraussetzungen dafür schafft, einerseits Hinweise für die (gestaltbaren) Quellen bzw. Ursachen psychischer Beanspruchung zu identifizieren, und zum anderen Aussagen darüber ermöglicht, welche Wirkungen (Folgen/Ergebnisse) angemessene bzw. negative, dysfunktionale Beanspruchungen während der Arbeit haben.

4 Wirkungsmodell zur Beurteilung der Ursachen und Folgen psychischer Beanspruchung

4.1 Modellbeschreibung

Die das Modell konstituierenden Merkmalsklassen sind: (1) Merkmale der Aufgaben- und Arbeitsgestaltung (Tätigkeitsspielraum, vollständige Tätigkeit, störungsfreies Arbeiten), (2) Führungsstil (ganzheitliche Führung), (3) Selbstregulationsfähigkeit als Personmerkmal; (4) Beanspruchung und Kontrollerleben im Arbeitsprozess, und (5) die Ergebnisse und Folgen des Arbeitsprozesses. In Abbildung 2 ist das Wirkungsmodell mit fünf Wirkungspfaden dargestellt, sowie mit den zwei unterschiedlichen Regulationsformen der aufgabenbezogenen und personbezogenen Regulation.

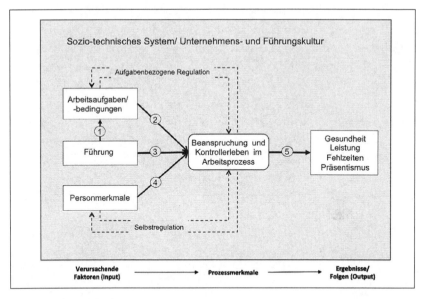

Abbildung 2: Arbeitspsychologisches Analyse- und Wirkungsmodell mit fünf Wirkungspfaden sowie aufgabenbezogenen und personbezogenen Regulationsvorgängen.

Auf die im Modell eingetragenen Regulationsformen der „aufgaben- oder problembezogenen Regulation" und der „Selbstregulation" wird hier aus Platzgründen nicht näher eingegangen (vgl. dazu z.B. Schönpflug, 1979; Lazarus & Launier, 1981; Battmann & Dutke, 1986; Wieland-Eckelmann, 1986; Hockey, 1997; Wieland & Baggen, 1999; Wieland, 2004). Aufgrund der fünf Merkmalsbereiche und der fünf Wirkungspfade bezeichnen wir das Modell auch als „Fünf X Fünf Wirkungsmodell" (vgl. dazu Wieland, Winizuk & Hammes, 2009; Hammes, Wieland & Winizuk, 2009). Die fünf Wirkungspfade des Modells werden im Folgenden kurz beschrieben.

Wirkungspfad 1: *Führungsverhalten und Arbeitsgestaltungsmerkmale.* Führungskräfte bestimmen (mit) wie Arbeitsabläufe organisiert, Arbeitsaufgaben und -anforderungen gestaltet und zwischen den MitarbeiterInnen verteilt werden. Am Arbeitsplatz auftretende Regulationsbehinderungen und der Führungsstil weisen dabei enge Zusammenhänge auf. So zeigten sich z.B. in Unternehmen verschiedener Branchen bzw. in drei Studien mit 877, 300 bzw. 573 Beschäftigen (Wieland, Winizuk & Hammes, 2009), zwischen mitarbeiterorientiertem Führungsstil und Regulationsbehinderungen hochsignifikante Korrelationen von $r = -.29$ bis $r = -.40$.

Wirkungspfad 2: *Arbeitsgestaltungsmerkmale, psychische Beanspruchung und Kontrollerleben.* Arbeitstätigkeiten mit vielfältigen, anspruchsvollen Aufgaben, Tätigkeitsspielräumen und vergleichsweise wenigen Arbeitsstörungen (Regulationsbehinderungen) sind mit einer positiven *Beanspruchungsbilanz* verbunden (Wieland, 2003; Wieland, Winizuk & Hammes, 2009; Hammes, Wieland & Winizuk, 2009). Diese liegt dann vor, wenn funktionale Beanspruchungszustände während der täglichen Arbeit gegenüber dysfunktionalen, negativen deutlich häufiger auftreten. Arbeitsplätze mit hohen Regulationsanforderungen im Sinne vollständiger Tätigkeiten und wenig Regulationsbehinderungen sind mit deutlich geringeren negativen Beanspruchungen verbunden und werden deutlich höher hinsichtlich ihrer Lernförderlichkeit beurteilt im Vergleich zu Arbeitsplätzen mit geringen Regulationsanforderungen und vielen Regulationsbehinderungen

Wirkungspfad 3: *Führungsverhalten, psychische Beanspruchung und. Kontrollerleben.* Führungskräfte beeinflussen in zweifacher Hinsicht das Wohlbefinden und die Gesundheit der Beschäftigten: (a) auf indirektem Weg, als (Mit-)Gestalter der Arbeitsbedingungen (s. dazu Wirkungspfad 1), und (b) auf direktem Weg durch ihr Verhalten gegenüber ihren Untergebenen. Wie Wieland & Scherrer (2007) zeigen konnten, erzeugen Führungskräfte durch ihr Verhalten (Führungsstil) (bewusst oder unbewusst) positive und negative Befindlichkeiten (Herausforderungs- oder Bedrohungsgefühle; Lazarus & Launier, 1981) mit deutlichen Auswirkungen auf die psychische Beanspruchung und das Kontrollerleben. Ein mitarbeiterorientierter Führungsstil hat positive Auswirkungen auf das psychische Befinden während der Arbeit (Rosenstiel et al., 1983; Stadler & Spieß, 2000; Wilde, Hinrichs & Schüpbach 2008), die Arbeitszufriedenheit (Baillod & Semmer, 1994) und die körperliche Gesundheit (vgl. Scherrer, 2007). Auch *körperliche Beschwerden* (Herz-Kreislauf-; Rücken-, Magen- und allgemeine Beschwerden) werden von Personen in stärkerem Ausmaß angegeben, die ihre Führungskräfte als wenig mitarbeiterorientiert beurteilen (vgl. Wieland, 2008).

Wirkungspfad 4: *Personmerkmale, psychische Beanspruchung und. Kontrollerleben.* Die Inanspruchnahme psychischer und körperlicher Ressourcen kovariiert mit Persönlichkeitsmerkmalen, dafür liefert die Angst- und Stressforschung unzählige Befunde (vgl. z.B. Schwarzer, 2000; Laux, 2003; Hobfull & Buchwald; 2004; Latocha, 2013). Ebenso zeigen die

Übersichten der Arbeits- und Organisationspsychologie (vgl. z. B. Sonnentag & Frese, 2003; Zapf & Semmer, 2004) zu diesem Thema, dass Persönlichkeitseigenschaften und individuelle Bewältigungsstile die psychische Beanspruchung und das Kontrollerleben bei der Bewältigung von Arbeitsanforderungen substanziell beeinflussen (Wieland, 2004; Schulz, 2007, 2012). Dabei zeigt sich z. B., dass die individuelle Gesundheitskompetenz substanzielle Effekte auf das Ausmaß psychischer Beanspruchung und das Kontrollerleben haben: Je höher die Gesundheitskompetenz, desto günstiger die Beanspruchungsbilanz und desto stärker ausgeprägt das Kontrollerleben (Wieland & Hammes, 2010; Hammes & Wieland, 2012).

Wirkungspfad 5: *Psychische Beanspruchung, Kontrollerleben und Folgewirkungen.* Die während der Arbeit erlebte Beanspruchung und das Kontrollerleben weisen substanzielle Effekte in Bezug auf den Gesundheitszustand, Fehlzeiten, Präsentismus und körperliche Beschwerden auf (Wieland, 2009; Wieland & Hammes, 2010). Einen substanziellen Zusammenhang zwischen Fehlzeiten und Kontrollerleben belegt eine Studie mit 874 Beschäftigten eines Versicherungsunternehmens: Personen mit sehr gering ausgeprägtem Kontrollerleben hatten mit durchschnittlich 9,8 Fehltagen im Jahr doppelt so viel Fehltage wie Personen mit einem sehr stark (5,5 Fehltage) oder außerordentlich starken Gefühl der Kontrolle (4,7 Fehltage; Wieland, 2009, S. 15). Von den befragten 874 Personen hatten 29 % haben das Gefühl, auf ihre Arbeitstätigkeit bzw. -situation „kaum", und nur 5,5 % bzw. 1 % sehr starken bzw. außerordentlich starken Einfluss zu haben.

4.2 Bedeutung des Modells für die Messung, Bewertung und Gestaltung psychischer Belastung und Beanspruchung

Die wesentliche Funktion eines solchen Modells sehen wir darin, dass die Messung und Bewertung psychischer Beanspruchung als arbeitsbezogenes Merkmal psychischer Gesundheit in ein ganzheitliches Modell integriert ist, dass zuverlässige Prognosen darüber ermöglicht, wie psychisch wirksame Verursachungsfaktoren (Arbeitsbedingungen, Führungsstil, Personmerkmale) Einfluss auf die psychische Beanspruchung im Arbeitsprozess nehmen, und mit welchen Ergebnissen/Folgen dabei in Bezug auf wichtige Outputmerkmale (Gesundheitszustand, Fehlzeiten, Präsentismus) zu rechnen ist.

Voraussetzung für die Anwendung dieses Modells (s. Abbildung 2) sind zwei Aspekte: (a) theoretisch fundierte und empirisch überprüfte Instrumente zur Erfassung seiner Komponenten, und (b) hinreichend viele Benchmark-Daten. Insbesondere in Bezug auf den letztgenannten Aspekt, wäre es wünschenswert, eine Datenbank mit Benchmark-Daten von hinreichend großen Stichproben verschiedener Branchen und Arbeitstätigkeiten zu besitzen, anhand derer Grenzwerte für psychische Belastungen und Wirkungsgrößen (z. B. Effektstärken) ermittelt werden können. Auf diese Weise lassen sich für konkrete Unternehmen mit konkreten Arbeitstätigkeiten Handlungsempfehlungen zur Gesundheitsförderung im Betrieb ableiten, die auf einer wissenschaftsgestützten Analyse und Bewertung basieren. In meiner Arbeitsgruppe erarbeiten wir gegenwärtig eine solche Datenbank; mittlerweile haben wir dafür einen Grundstock von mehr als 10.000 Befragungen in Unternehmen verschiedener Branchen bzw. mit unterschiedlichen Tätigkeitsprofilen.

Die Erfüllung des erstgenannten Aspektes fällt deshalb relativ leicht, da die Arbeitspsychologie in den letzten 20 Jahren zuverlässige und valide Instrumente zur Analyse von Arbeitstätigkeiten, gesundheitsrelevanten Führungsstilen sowie individuellen, gesundheitsbezogenen Ressourcen wie z. B. Gesundheitskompetenz entwickelt hat.

Die Erfassung psychischer Befindenszustände – die psychische Beanspruchung ist davon eine spezielle Subkategorie – hat schon eine sehr lange Tradition, die zurück bis die Anfänge der Psychologie seit Wundt reicht und in der heutigen psychologischen Forschung eine breite Renaissance erfährt (vgl. dazu Mohr, Rigotti, & Müller, 2007; Schimmack, 2008; Diener et al., 2008; Seligman, 2011). Diese Erkenntnisse der Psychologie sollten in Zukunft konsequenter für die Messung psychischer Beanspruchungszustände herangezogen werden. Das hier vorgestellte Konzept zur Messung und Bewertung psychischer Beanspruchung ist ein erster Weg in diese Richtung.

Die im Text aufgeführten Literaturhinweise können vom Autor angefordert werden.

Betriebliche Gesundheitsförderung im ADAC: Präventionsmaßnahmen zur psychischen Gesundheit

Barbara Thiel

1. Ausgangssituation

1.1. Allgemeine Rahmenbedingungen und Risikofaktoren

Einer Analyse des Wissenschaftlichen Instituts der AOK zufolge hat sich die Zahl der jährlichen Krankschreibungen wegen psychischen Erkrankungen allein zwischen 2004 und 2012 verneunfacht.

Experten aus der Arbeitswissenschaft sehen als eine Ursache die zunehmenden Veränderungen in der Arbeitswelt, in der immer weniger Menschen körperlich arbeiten und immer mehr im Dienstleistungssektor beschäftigt sind. Durch die Digitalisierung erfordert die moderne Arbeits-

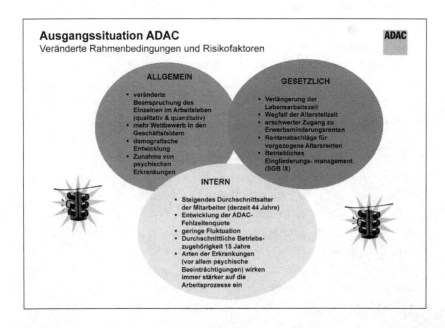

welt Leistung in immer kürzeren Taktsequenzen. Schnelle Innovations-zyklen insbesondere im Bereich moderner Kommunikations- und Informa-tionstechnologien sowie permanenter Restrukturierungserfordernisse zur Erhaltung der Wettbewerbsfähigkeit werden u. a. durch zunehmende Ökonomisierung forciert. Damit werden die mentalen Anforderungen steigen, was sich wiederum auf die psychische Gesundheit der Menschen auswirkt. Als mögliche Auslöser gelten u. a. insbesondere hohe emotionale Anforderungen bei der Arbeit, geringe Anerkennung bei zugleich starker persönlicher Verausgabung und schließlich fehlende soziale Unterstützung durch Vorgesetzte und Kollegen sowie des persönlichen Umfeldes. Proble-matisch ist in diesem Zusammenhang der erschwerte Zugang zu Behand-lungsmöglichkeiten. Lange Wartezeiten bei Ärzten und Therapeuten sind die Regel.

1.2 ADAC spezifische Risikofaktoren und Herausforderungen

Zu den Veränderungen in Gesellschaft und Politik kommen die ADAC spezifischen Risikofaktoren und Herausforderungen wie z.B. die Entwick-lung der Fehlzeitenquote in einigen Bereichen, ein hoher Altersdurch-schnitt von 44,7 Jahren, eine überdurchschnittlich hohe Betriebszuge-hörigkeit verbunden mit einer niedrigen Fluktuationsrate. Zudem konnte Im Rahmen von internen Untersuchungen in einigen Servicebereichen eine niedrige individuelle Gesundheitskompetenz bzgl. Stressregulation festge-stellt werden. D.h. im ADAC wird eine immer älter werdende Belegschaft die Herausforderungen der Zukunft bewältigen müssen.

Auch die ADAC Arbeitswelt befindet sich in einer steten Veränderung. Die gewachsene Komplexität des ADAC Geschäftes verbunden mit techni-schen Neuerungen, Veränderungen in den Organisationsstrukturen und einer Beschleunigung der Arbeitsprozesse (z. B. Einführung von „Workflow Systemen") erfordert zunehmend eine *Fachliche Kompetenz,* wie Führungs-kompetenz, technische Kompetenz, Softwarekompetenz, Zusammenhangs-wissen. Die gestiegenen Erwartungen auch von den Mitgliedern an Professionalität und Effizienz erfordern neben der fachlichen Kompetenz künftig auch eine erhöhte *Sozial-kommunikative Kompetenz,* wie Emotions-arbeit und Umgang mit Unsicherheiten und Widerständen. Die Ansprüche

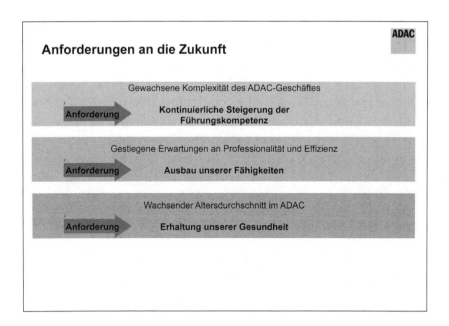

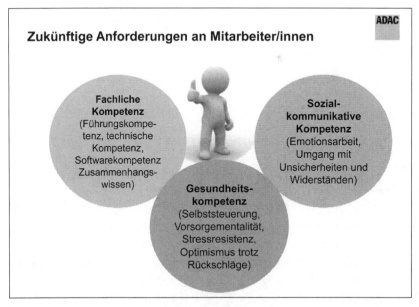

der Mitglieder an „gute persönliche Kommunikation" werden weiter steigen. Erst durch diese gute Kontaktqualität zum Mitglied wird Leistung generiert. Ein Beispiel hierfür ist der Pannenhelfer, der neben des in Gangsetzens der Hochvoltbatterie eines Elektrofahrzeuges auch die emotionale Erfassung der Kundensituation bei gleichzeitigem Empfehlen von weiteren Produkten des Clubs im Blick haben muss. Diese Tendenz lässt sich auch auf alle anderen Bereiche im ADAC übertragen, z. B. auf den Notruf, die Hilfezentralen oder auch auf die Versicherungsbereiche. Damit die Schere zwischen den steigenden Anforderungen (z. B. höhere Verfügbarkeit unserer Leistungen und den ggfs. nachlassenden Voraussetzungen (nachlassende Regeneration mit zunehmendem Alter) nicht zu groß wird, kommt dem Erhalt und Ausbau der *Gesundheitskompetenz* der Beschäftigten zunehmen mehr Bedeutung zu.

2. Unser Handlungsansatz „Betriebliches Gesundheitsmanagement"

Vor diesem Hintergrund hat der ADAC reagiert. Der Personalbereich wurde von der Geschäftsführung beauftragt ein nachhaltiges BGM zur Dämpfung dieser Risikofaktoren zu entwickeln und einzuführen.

Hauptziele des Betrieblichen Gesundheitsmanagements sind, das Leistungspotential der Mitarbeiter/innen zu sichern, die Arbeitsbedingungen zu optimieren und die persönlichen Leistungsvoraussetzungen zu fördern, um damit langfristig den Unternehmenserfolg zu sichern.

2.1 Zur Erreichung der Hauptzielstellungen wurde eine *BGM Grundstrategie* entworfen:

BGM beschäftigt sich

1. zum einen auf der *strategischen, präventiven Seite* mit der Sicherung, der Aufrechterhaltung und dem Ausbau der Gesundheitskompetenz *(Personalentwicklung)* und damit der Arbeitsbewältigungsfähigkeit der Mitarbeiter/innen. Hierfür wurden unten genannte Konzepte, Maßnahmen und Angebote entwickelt und eingeführt.

2. damit Bedingungen zu schaffen, in denen es möglich wird die Leistung zu erbringen (Organisationsentwicklung). Hier werden aktuelle Veränderungsprozesse vom BGM begleitet, ein Projekt zur Überprüfung der Schichtsysteme auf gesundheitliche und alternsgerechte Kriterien

wurde durchgeführt sowie ein Betriebliches Eingliederungsmanagement (BEM) implementiert, mit dem Ziel auf der *situativ, korrektiven Seite* des BGM, die Leistungsfähigkeit und die Reintegration erkrankter Mitarbeiter/innen in den Arbeitsprozess wiederherzustellen und damit verbunden die krankheitsbedingten Fehlzeiten zu stabilisieren und schrittweise zurückzuführen. Hierzu wurde eine Betriebsvereinbarung verhandelt und abgeschlossen.

3. darüber hinaus mit der Entwicklung und Umsetzung von Unterstützungsangeboten zur Work-life-Balance. Hierzu zählen individuelle Beratungsangebote, wie Krisenintervention und Unterstützungsangebote zur Vereinbarkeit Familie und Beruf.

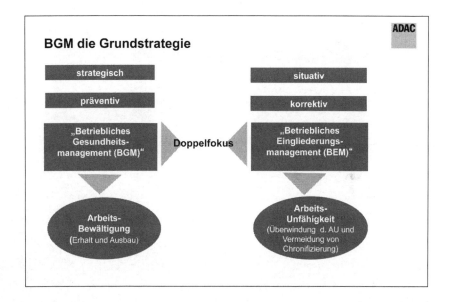

2.2 Handlungsansatz BGM – Die Module

Das Gesamtprojekt umfasst 4 Phasen:
- Modul I: Ist-Analyse und Diagnose
- Modul II: Intervention und Umsetzung des Implementierungsvorschlages
- Modul III: Evaluation der Effektivität und Effizienz der Maßnahmen
- Modul IV: Qualitätssicherung und Optimierung der Maßnahmen

Die Einführungsphase (Modul I und Modul II) ist abgeschlossen. Eine funktionsfähige, grundlegende Struktur zum Betrieb eines BGM ist eingeführt worden (Gesamtbetriebsvereinbarung, Etablierung der regionalen und zentralen Steuerungsgremien). Unterschiedliche Analysemethoden wurden entwickelt und pilothaft erprobt. Tätigkeitsspezifische Programme und Präventionsmaßnahmen wurden entwickelt und sind in der Umsetzung und werden im Rahmen von Modul III evaluiert.

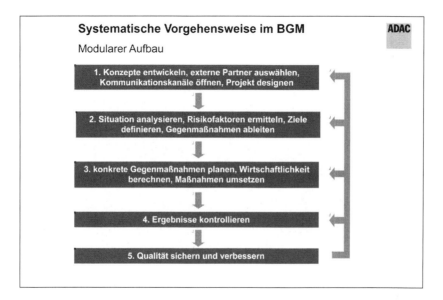

2.3 Die Handlungsmodelle

Bei der Entwicklung unserer Ziele ging es uns nicht nur um die Reduzierung unserer krankheitsbedingten Fehlzeiten, sondern um ein ganzheitliches Vorgehen zur Förderung des allgemeinen Gesundheitszustand der Belegschaft, d.h. auf der Basis eines Handlungsmodells Analysen durchzuführen und Maßnahmen zu entwickeln

- die die Belastungen reduzieren, begrenzen oder gänzlich vermeiden (Belastungsoptimierung)
- die Kompetenzen, Ressourcen, Puffer für die psychische Gesundheit stärken und aufbauen

– mit denen psychisch fehlbelastete Beschäftigte und psychisch kranke Beschäftigte im betrieblichen Alltag sowie in ihrer Versorgung und Wiedereingliederung unterstützt werden.

Bei den verwendeten Termini „Psychische Belastung und Beanspruchung" orientierten wir uns insbesondere an der Norm DIN EN ISO 100 75 „Ergonomische Grundlagen bzgl. psychischer Arbeitsbelastung" sowie an dem „Belastungs-Beanspruchungs-Modell".

Einen sehr spannenden Ansatz liefert hier das „VBG-Handlungsmodell zur Psychischen Gesundheit", eine relationale Gegenüberstellung von Belastungen und Ressourcen in einem Bruch. Im Zähler finden sich alle Belastungen. Diese Belastungen können sich u. a. aus der Arbeitsumgebung, der Arbeitsorganisation, der Qualität der Zusammenarbeit und der individuellen Bewertung des Verhältnisses von eigenen Anstrengung und erzielter Anerkennung ergeben. Die „Puffer" Ressourcen stehen im Nenner des Bruchs. Diese Ressourcen können persönliche Ressourcen sein (Qualifikation, Gesundheitskompetenzen, Selbstwert etc.), soziale Ressourcen (soziale Unterstützung durch Kollegen und Führungskräfte, sowie organisationale Ressourcen (hoher Handlungsspielraum, hohe Qualität mitarbeiterorientierter Führung etc.). Grundsätzlich hat gut gestaltete Arbeit einen

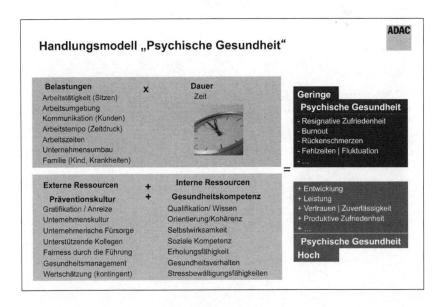

positiven Einfluss auf die Gesundheit und die persönliche Entwicklung des Einzelnen. Die Wirkung kann dann ins Negative umschlagen und Beeinträchtigungen (z. B. Erschöpfungszustände) auslösen, wenn arbeitsbedingter Stress nicht nur punktuell, sondern dauerhaft auf die Beschäftigten einwirkt und die Beanspruchungsfolgen nicht ausreichend kompensiert werden können.

3. Ausgewähltes Beispiel: Unsere Kundensevicebereiche Assistance und ADAC Hilfezentralen

Untersucht wurden unsere telefonintensiven Kundenservice Bereiche „internationale medizinische und fahzeugbezogene Assistance" sowie die „ADAC Pannenhilfezentralen".

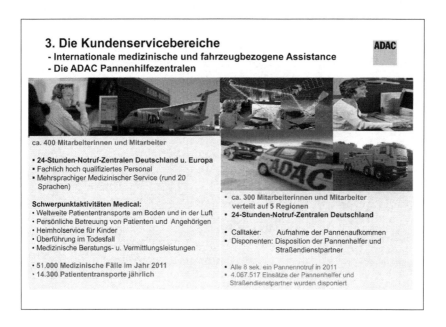

4. Ausgangslagen und Analyseergebnisse

4.1 Analysemethodik

Im Rahmen der Umsetzung von Modul I wurde eine komplexe Analyse der IST-Situation (s. Abb.) in den Kundenservicebereichen Assistance und Pannenhilfezentralen durchgeführt. Als Ergebnis lagen für die untersuchten Bereiche detaillierte Modelle der Entstehung von Gesundheitsbeeinträchtigungen und Fehlzeiten vor sowie erste Maßnahmenvorschläge. Darauf aufbauend wurden im Modul II gemeinsam mit externen Experten, den Führungskräfte und Mitarbeitern tätigkeitsspezifische Maßnahmen zur Umsetzung erarbeitet.

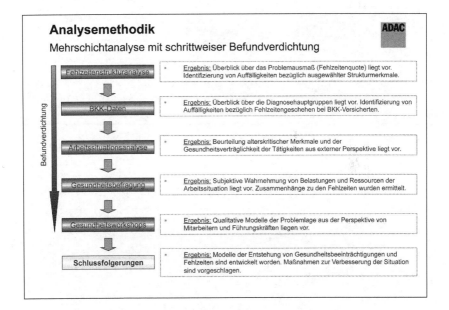

4.2 Analyseergebnisse

Folgende Sachverhalte i. S. von Risiken wurden festgestellt:
Hohe sozial-kommunikative und emotionale Anforderungen verbunden mit Zeitdruck, hohe Anforderungen an den Sinnesapparat (insbesondere Hören & Sehen) sowie Anforderungen aufgrund eines tiefgreifenden

Transformationsprozesses durch Umstrukturierungen aufgrund Kosten-
druck (Prozessveränderungen, verändertes Aufgabenspektrum für Mitarbeiter, Zusammenlegung von Abteilungen, Outsourcing von Dienstleis-
tungen, verstärkt Kennzahlenerfassung der Leistungen).

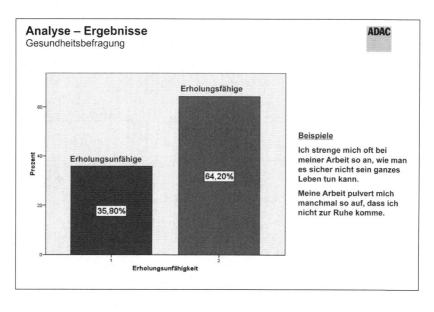

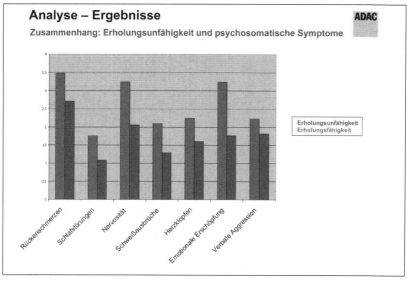

Demgegenüber stehen noch keine ausreichenden persönlichen Regulationsmöglichkeiten der Mitarbeiter zur Anforderungsbewältigung (Puffer). Die hat zur übermäßigen Aktivierung mit sichtbaren Auffälligkeiten wie Gereiztheit, Erschöpfungstendenzen, einer sinkende Erholungsfähigkeit und einem hohen Anteil von Kurzfehlzeiten geführt. Dies hat insbesondere die Gesundheitsberfragung die wir in Kooperation mit der Verwaltungsberufsgenossenschaft durchgeführt haben bestätigt. Hier wurde festgestellt, dass 35 % der Befragten Schwierigkeiten haben sich zu erholen. Bei dieser Gruppe konnte bereits eine direkten Zusammenhang zu psychosomatischen Beschwerden nachgewiesen werden. Die Arbeitszeit wurde als positiv bewertet.

5. Unsere Maßnahmenpakete zur psychischen Gesundheit

Aufgrund des festgestellten Ressourcendefizites war der Handlungsansatz der Aufbau von „Puffern" sowohl im individuellen wie im organisationalen Bereich mit den Zielen:

1. Erhöhung der Gesundheitskompetenz von Mitarbeiter/innen (bessere Jobbewältigung und Bewältigung von Veränderungsprozessen)
2. Verbesserung der Regulationskompetenz für Mitarbeiter/innen im Zusammenhang mit der Handhabung extremer Situationen (z.B. Unfälle, Todesfälle, traumatisierte Anrufer)
3. Erhöhung der Handlungssicherheit und Handlungskompetenz von Führungskräften im Umgang mit Fehlzeiten und in der Handhabung sensibler Themen (z.B. Leistungsminderungen, Konflikte, psychische Belastungen, Veränderungsängste)
4. Verbesserung der Gesundheitskompetenz und Selbstaufmerksamkeit der Führungskräfte gegenüber ihrer eigenen gesundheitlichen Lage

Die Zielstellungen wurden weitestgehend erreicht. Insbesondere wurde im Projektzeitraum zwei Drittel der Zielgruppe fotrtgebildet.

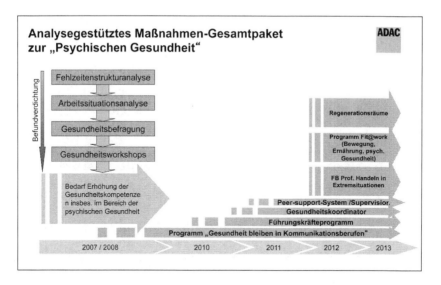

Exemplarisch werden die wichtigsten Programme kurz dargestellt.

Das Personalentwicklungsprogramm „Gesundbleiben in Kommunikationsberufen" wurde gemeinsam in Kooperation mit Verwaltungsberufsgenossenschaft entwickelt und umgesetzt. Dieses Programm richtet sich an ADAC-Mitarbeiter, die in ihrer täglichen Arbeit am Telefon mit z.T. emotional belastenden Situationen konfrontiert sind.

Mit dem Programm werden die individuellen Gesundheitskompetenzen, wie Regulationskompetenzen bei Stress, Konflikten, Veränderungsprozessen und emotionalen Belastungen und die Erholungsfähigkeit gestärkt. Das Programm beinhaltet ein drei aufeinanderfolgende Bausteine:

Teil 1: *Das Basisseminar*

> Inhalte: Informationen Informationen und konkreten Handlungs - tipps und Übungen zur gesunden Ausführung der Tätigkeit.

Teil 2: *Ein individuelles telefonisches Coaching*

> Inhalte: Bezugnahme zur Hausaufgabe aus dem Basisseminar, Bearbeitung der individuellen Themen und Entwicklung einer eigenen Handlungsstrategie

Teil 3: *Ein abschließender Bilanzworkshop nach 12 Monaten*

> Inhalt: Refresher und Resümee

Das Führungskräfteprogramm
Die Bedeutung von Führung im Zusammenhang mit der Aufrechterhaltung von Leistung und Gesundheit ist im Rahmen der Analyse erkannt worden. Hier kann nachgewiesenermaßen auch die höchste Präventionsleistung erbracht werden, da Führungskräfte Gesundheitsbelastung und -ressource für die Mitarbeiter/innen gleichermaßen sein können. Sie sind auch Mulitplikatoren für eine angemessene Gesundheitskultur und erarbeiten mit den Beschäftigten gemeinsam die mentalen Modelle für eine Verlängerung der Lebensarbeitszeit.

Das Führungskräfteprogramm beinhaltet zwei Module:

Modul I: „Gesundes Unternehmen – eine Führungsaufgabe"
Das Führungskräfteprogramm zeigt auf, wie das Thema „Gesundheit" zum Bestandteil des konkreten Arbeitsalltags werden kann. Die Führungskräfte erkennen ihre Einflussmöglichkeiten auf die Gesundheit der Mitarbeiter. Sie erhalten Handlungssicherheit im Ansprechen des sensiblen Themas Gesundheit. Sie werden befähigt, ihr Führungsverhalten tiefenpsychologisch zu reflektieren. Zudem lernen Sie die Methode der kollegialen Beratung.

Modul II: „Als Führungskraft gesund bleiben"
Zielstellungen: Verbesserung der Gesundheitskompetenz und Selbstaufmerksamkeit. Die Führungskräfte kennen die neuesten Erkenntnisse für eine dauerhaften Lebensstilveränderung. Sie kennen ihren eigenen gesundheitlichen Status und können Veränderungsziele ableiten.

Inhalte:
1. Ein Check-up-Tag (Scrennings)
2. Telefonisches Gesundheitscoaching zur Konkretisierung der Gesundheitsziele und Begleitung bei der Zielverfolgung
3. Optional und in Eigenleistung – Follow up mit Statusanalyse

Das Peer-Support-System
Erfahrungen aus den den sog. „Blaulichtberufen" zeigen, dass emotional belastende und traumatische Ereignisse zu psychischen Problemen und

auch Erkrankungen führen können. Dabei ist es nicht unbedingt erforderlich, die Situation direkt am Einsatzort zu verfolgen, auch die Schilderung am Telefon kann in eine Traumatisierung münden. Vor diesem Hintergrund wurden auf der Basis der Erfahrungen aus der ADAC Luftrettung Mitarbeiter und Mitarbeiterinnen zu sog. „Peers", kollegialen Ansprechpartnern ausgebildet. Die Ausbildung der Peers wurde in Kooperation mit der LMU München durchgeführt. Die Peers sind eine erste Anlaufstelle für die Kolleginnen und Kollegen in und nach belastenden Situationen (Konflikte, Extremsituationen...) Sie leisten in ihren Gesprächen dabei Hilfe zur Selbsthilfe. Die Peers kennen das interne und externe Netzwerk an weiterführenden Unterstützungsmöglichkeiten (Casemanagement, Psychologen, Coaches etc.) und können diese bei Bedarf aktivieren bzw. dem Kollegen vermitteln. Die Peers sind ein Gesamtkonzept zur Betreuung von Mitarbeitern nach belastenden Ereignissen eingeordnet.

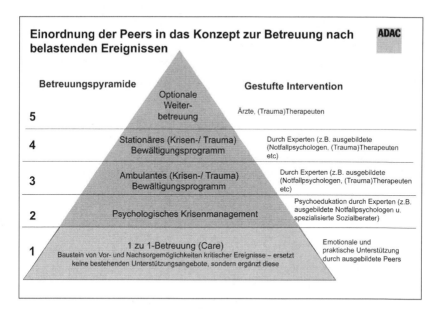

Autorenverzeichnis

Cornelia Dittmar, Neumarkt/i. d. Opf.,
Gesundheitsberaterin, fcdittmar@gmx.de

Jasmin Faulhaber, BG RCI, Mainz,
Jasmin.Faulhaber@bgrci.de

Dr. med. Rüdiger Meesters, Internist – Sportmedizin,
Vilsbiburg, www.ihre-internisten-vilsbiburg.de,
praxis@ihre-internisten-vilsbiburg.de

Dipl.-Psych. Mag. Martina Molnar,
human-ware GmbH, Wien; www.humanware.at;
martina.molnar@humanware.at

Dr. Helmut Nold, Leiter KC Gesundheitsschutz
der BG RCI, Mainz, www.bgrci.de, helmut.nold@bgrci.de

Dipl.-Psych. Roland Portuné, BG RCI, Heidelberg,
Fachbereich Arbeitspsychologie, roland.portune@bgrci.de

B. Sc. Psych. Lotte Schwärzel, BG RCI, Mainz,
lotte.schwaerzel@hotmail.de

Dipl.-Ing. Tim Sturm, M.Sc., Coaching/Mediation/
Supervision, Eugendorf/Österreich,
www.b-more.at; info@b-more.at

Dipl.-Psych. Barbara Thiel, Leiterin Personalservice
und Gesundheitsmanagement, ADAC e.V., München,
www.adac.de, barbara.thiel@adac.de

Prof. Dr. Sven E. Tönnies, Vizepräsident der Deutschen
Gesellschaft für Gesundheitsvorsorge (DGG), Hamburg,
www.sven-toennies.eu, toennies@uni-hamburg.de

Dr. Gerd Wenninger, www.burnout-zentrum-boedlhof.de,
gerd.wenninger@hof-boedldorf.de

Prof. Dr. Rainer Wieland, Bergische Universität Wuppertal
Lehrstuhl für Arbeits- und Organisationspsychologie,
www.wirtschaftspsychologie-wuppertal.de, wieland@uni-wuppertal.de

Dipl.-Psych. Gerhard Wolfrum, Fach-Psychotherapeut
für Traumatherapie, Supervisor, München,
www.gerhard-wolfrum.de, gerhard.wolfrum@gmx.net

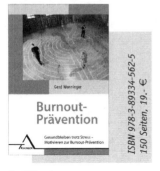
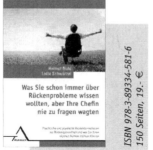
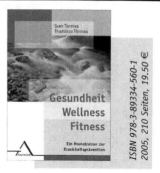
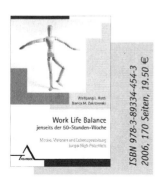
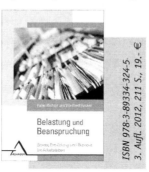
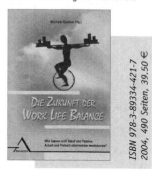